1 minute brain training

認知症予防
にもおすすめ!

楽しみながら
1分で脳を鍛える
速音読

Saito Takashi
齋藤 孝

致知出版社

本書は、速読と音読を一つにした「速音読《そくおんどく》」を行うためのテキストブックです。速音読は次のような方におすすめです。

◉頭の回転を速くしたい
◉記憶力を高めたい
◉テキパキ話せるようになりたい
◉コミュニケーション能力を上げたい
◉気分を爽快にしたい
◉集中力を発揮したい

毎日数分行うだけで、ご自身の変化に気づくことでしょう。
さぁ、さっそく実践してみましょう！

本書の使い方

◉一分で読む
――時計やストップウォッチを使ってください

◉普通の声で読む
――大きな声で読む必要はありません

◉すらすらと読む
――早口で読む必要はありません

◉間違えても気にせず読む
――読み直す必要はありません

◉長めの息遣いで読む

――ゆったりとした気持ちと息で

◉日本語らしいイントネーションで読む

――意味の流れを大事にし、波に乗るように

◉焦らず、無理をしないで読む

――二回、三回と繰り返すうちに自然と速くなります

◉読了タイムを記録する

――読み終えた時間をページ下の枠内に記入します

装幀――――川上成夫
本文デザイン――スタジオCGS
カバー写真――佐久間正人
編集協力――柏木孝之

楽しみながら
1分で脳を鍛える

速音読

目次

ここからスタート

1

「坊《ぼ》っちゃん」1

夏目漱石《なつめそうせき》

親譲《おやゆず》りの無鉄砲《むてっぽう》で小供《こども》の時《とき》から損《そん》ばかりしている。小学校《しょうがっこう》にいる時分学校《じぶんがっこう》の二階《にかい》から飛《と》び降《お》りて一週間《いっしゅうかん》ほど腰《こし》を抜《ぬ》かした事《こと》がある。なぜそんな無闇《むやみ》をしたと聞《き》く人《ひと》があるかも知《し》れぬ。別段《べつだん》深《ふか》い理由《りゆう》でもない。新築《しんちく》の二階《にかい》から首《くび》を出《だ》していたら、同級生《どうきゅうせい》の一人《ひとり》が冗談《じょうだん》に、いくら威張《いば》っても、そこから飛《と》び降《お》りる事《こと》は出来《でき》まい。弱虫《よわむし》やーい。と囃《はや》したからである。小使《こづかい》に負《お》ぶさって帰《かえ》って来《き》た時《とき》、おやじが大《おお》きな眼《め》をして二階位《にかいぐらい》から飛《と》び降《お》りて腰《こし》を抜《ぬ》かす奴《やつ》があるかといったから、この次《つぎ》は抜《ぬ》かさずに飛《と》んで見《み》せますと答《こた》えた。

1分で読もう!

親類《しんるい》のものから西洋製《せいようせい》のナイフを貰《もら》って奇麗《きれい》な刃《は》を日《ひ》に翳《かざ》して、友達《ともだち》に見《み》せていたら、一人《ひとり》が光《ひか》る事《こと》は光《ひか》るが切《き》れそうもないといった。切《き》れぬ事《こと》があるか、何《なん》でも切《き》って見《み》せると受《う》け合《あ》った。そんなら君《きみ》の指《ゆび》を切《き》って見《み》ろと注文《ちゅうもん》したから、何《なん》だ指位《ゆびぐらい》この通《とお》りだと右《みぎ》の手《て》の親指《おやゆび》の甲《こう》をはすに切《き》り込《こ》んだ。幸《さいわい》ナイフが小《ちい》さいのと、親指《おやゆび》の骨《ほね》が堅《かた》かったので、今《いま》だに親指《おやゆび》は手《て》に付《つ》いている。然《しか》し創痕《きずあと》は死《し》ぬまで消《き》えぬ。

第1回

分　秒

第2回

分　秒

第3回

分　秒

ここからスタート

「坊《ぼ》っちゃん」2

夏目漱石《なつめそうせき》

この下女《げじょ》はもと由緒《ゆいしょ》のあるものだったそうだが、瓦解《がかい》のときに零落《れいらく》して、つい奉公《ほうこう》までするようになったのだと聞《き》いている。だから婆《ばあ》さんである。この婆《ばあ》さんがどういう因縁《いんねん》か、おれを非常《ひじょう》に可愛《かわい》がってくれた。不思議《ふしぎ》なものである。母《はは》も死《し》ぬ三日前《みっかまえ》に愛《あい》想《そ》をつかした——おやじも年中《ねんじゅう》持《も》て余《あま》している——町内《ちょうない》では乱《らん》暴者《ぼうもの》の悪太郎《あくたろう》と爪弾《つまはじ》きをする——このおれを無暗《むやみ》に珍重《ちんちょう》してくれた。おれは到底人《とうていひと》に好《す》かれる性《たち》でないとあきらめていたから、他人《たにん》から木《き》の端《はし》のように取《と》り扱《あつか》われるのは何《なん》とも思《おも》わない、かえってこの清《きよ》のようにちやほやしてくれるのを不審《ふしん》に考《かんが》えた。清《きよ》は

1分で読もう!

時々台所《ときどきだいどころ》で人《ひと》のいない時《とき》に「あなたは真《ま》っ直《す》ぐでよい御気性《ごきしょう》だ」と賞《ほ》める事《こと》が時々《ときどき》あった。しかしおれには清《きよ》のいう意味《いみ》が分《わ》からなかった。好《い》い気性《きしょう》なら清以外《きよいがい》のものも、もう少《すこ》し善《よ》くしてくれるだろうと思《おも》った。清《きよ》がこんな事《こと》をいう度《たび》におれは御世辞《おせじ》は嫌《きらい》だと答《こた》えるのが常《つね》であった。すると婆《ばあ》さんはそれだから好《よ》い御気性《ごきしょう》ですといっては、嬉《うれ》しそうにおれの顔《かお》を眺《なが》めている。自《じ》分《ぶん》の力《ちから》でおれを製造《せいぞう》して誇《ほこ》ってるように見《み》える。少々《しょうしょう》気味《きみ》がわるかった。

　母《はは》が死《し》んでから清《きよ》はいよいよおれを可愛《かわい》がった。時々《ときどき》は小供《こども》心《ごころ》になぜあんなに可愛《かわい》がるのかと不審《ふしん》に思《おも》った。

第1回	第2回	第3回
分　秒	分　秒	分　秒

ここからスタート

3

「坊《ぼ》っちゃん」3

夏目漱石《なつめそうせき》

おれは早速《さっそく》寄宿生《きしゅくせい》を三人《さんにん》ばかり総代《そうだい》に呼《よ》び出《だ》した。すると六人出《ろくにんで》て来《き》た。六人《ろくにん》だろうが十人《じゅうにん》だろうが構《かま》うものか。寝巻《ねまき》のまま腕《うで》まくりをして談判《だんぱん》を始《はじ》めた。

「なんでバッタなんか、おれの床《とこ》の中《なか》へ入《い》れた」

「バッタた何《なん》ぞな」と真先《まっさき》の一人《ひとり》がいった。やに落《お》ち付《つ》いていやがる。この学校《がっこう》じゃ校長《こうちょう》ばかりじゃない、生徒《せいと》まで曲《まが》りくねった言葉《ことば》を使《つか》うんだろう。

「バッタを知《し》らないのか、知《し》らなけりゃ見《み》せてやろう」といったが、生憎掃《あいにくは》き出《だ》してしまって一匹《いっぴき》もいない。また小使《こづかい》を呼《よ》んで、「さっきのバッタを持《も》ってこい」といったら、「もう掃溜《はきだめ》へ棄《す》ててしまいましたが、

1分で読もう!

拾《ひろ》って参《まい》りましょうか」と聞《き》いた。「うんすぐ拾《ひろ》って来《こ》い」というと小《こ》使《づかい》は急《いそ》いで馳《か》け出《だ》したが、やがて半紙《はんし》の上《うえ》へ十匹《じっぴき》ばかり載《の》せて来《き》て「どうも御気《おき》の毒《どく》ですが、生憎夜《あいにくよる》でこれだけしか見当《みあた》りません。あしたになりましたらもっと拾《ひろ》って参《まい》ります」という。小使《こづかい》まで馬鹿《ばか》だ。おれはバッタの一《ひと》つを生徒《せいと》に見《み》せて「バッタたこれだ、大《おお》きなずう体《たい》をして、バッタを知《し》らないた、何《なん》の事《こと》だ」というと、一番左《いちばんひだり》の方《ほう》にいた顔《かお》の丸《まる》い奴《やつ》が「そりゃ、イナゴぞな、もし」と生意気《なまいき》におれを遣《や》り込《こ》めた。「篦棒《べらぼう》め、イナゴもバッタも同《おな》じもんだ。第一先生《だいいちせんせい》を捕《つら》まえてなもした何《なん》だ。菜飯《なめし》は田楽《でんがく》の時《とき》より外《ほか》に食《く》うもんじゃない」とあべこべに遣《や》り込《こ》めてやったら「なもしと菜飯《なめし》とは違《ちが》うぞな、もし」といった。

第1回	第2回	第3回
分　秒	分　秒	分　秒

「坊《ぼ》っちゃん」4

夏目漱石《なつめそうせき》

「美《うつく》しい顔《かお》をして人《ひと》を陥《おとしい》れるようなハイカラ野郎《やろう》は延岡《のべおか》におらないから……と君《きみ》はいったろう」

「うん」

「ハイカラ野郎《やろう》だけでは不足《ふそく》だよ」

「じゃ何《なん》というんだ」

「ハイカラ野郎《やろう》の、ペテン師《し》の、イカサマ師《し》の、猫被《ねこっかぶ》りの、香具師《やし》の、モモンガーの、岡《おか》っ引《ぴ》きの、わんわん鳴《な》けば犬《いぬ》も同然《どうぜん》な奴《やつ》とでもいうがいい」

「おれには、そう舌《した》は廻《まわ》らない。君《きみ》は能弁《のうべん》だ。第一単語《だいいちたんご》を大変沢山《たいへんたくさん》知《し》ってる。それで演舌《えんぜつ》が出来《でき》ないのは不思議《ふしぎ》だ」

「なにこれは喧嘩《けんか》のときに使《つか》おうと思《おも》って、用心《ようじん》のために取《と》って置《お》く言葉《ことば》さ。演舌《えんぜつ》となっちゃ、こうは出《で》ない」

「そうかな、しかしぺらぺら出《で》るぜ。もう一遍《いっぺん》やって見給《みたま》え」

「何遍《なんべん》でもやるさいいか。——ハイカラ野郎《やろう》のペテン師《し》の、イカサマ師《し》の……」

といいかけていると、椽側《えんがわ》をどたばたいわして、二人《ふたり》ばかり、よろよろしながら馳《か》け出《だ》して来《き》た。

「両君《りょうくん》そりゃひどい、——逃《に》げるなんて、僕《ぼく》がいるうちは決《けっ》して逃《にが》さない、さあのみ玉《たま》え。——いかさま師《し》?——面白《おもしろ》い、いかさま面白《おもしろ》い。——さあ飲《の》み玉《たま》え」

とおれと山嵐《やまあらし》をぐいぐい引《ひ》っ張《ぱ》って行《い》く。実《じつ》はこの両人《りょうにん》とも便所《べんじょ》に来《き》たのだが、酔《よ》ってるもんだから、便所《べんじょ》へ這入《はい》るのを忘《わす》れて、おれらを引《ひ》っ張《ぱ》るのだろう。酔《よ》っ払《ぱら》いは目《め》の中《あた》る所《ところ》へ用事《ようじ》を拵《こしら》えて、前《まえ》の事《こと》はすぐ忘《わす》れてしまうんだろう。

第1回	第2回	第3回
分　　秒	分　　秒	分　　秒

「坊《ぼ》っちゃん」5

夏目漱石《なつめそうせき》

山嵐《やまあらし》もおれも疲《つか》れて、ぐうぐう寐込《ねこ》んで眼《め》が覚《さ》めたら、午後《ごご》二時《にじ》であった。下女《げじょ》に巡査《じゅんさ》は来《こ》ないかと聞《き》いたら参《まい》りませんと答《こた》えた。「赤《あか》シャツも野《の》だも訴《うった》えなかったなあ」と二人《ふたり》で大《おお》きに笑《わら》った。

その夜《よ》おれと山嵐《やまあらし》はこの不浄《ふじょう》な地《ち》を離《はな》れた。船《ふね》が岸《きし》を去《さ》れば去《さ》るほどいい心持《こころも》ちがした。神戸《こうべ》から東京《とうきょう》までは直行《ちょっこう》で新橋《しんばし》へ着《つ》いた時《とき》は、漸《よう》く娑婆《しゃば》へ出《で》たような気《き》がした。山嵐《やまあらし》とはすぐ分《わか》れたぎり今日《きょう》まで逢《あ》う機会《きかい》がない。

清《きよ》の事《こと》を話《はな》すのを忘《わす》れていた。――おれが東京《とうきょう》へ着《つ》いて下宿《げしゅく》

1分で読もう!

へも行《い》かず、革鞄《かばん》を提《さ》げたまま、清《きよ》や帰《かえ》ったよと飛《と》び込《こ》んだら、あら坊《ぼ》っちゃん、よくまあ、早《はや》く帰《かえ》って来《き》て下《くだ》さったと涙《なみだ》をぽたぽたと落《おと》した。おれも余《あま》り嬉《うれ》しかったから、もう田舎《いなか》へは行《い》かない、東京《とうきょう》で清《きよ》とうちを持《も》つんだといった。

その後《ご》ある人《ひと》の周旋《しゅうせん》で街鉄《がいてつ》の技手《ぎしゅ》になった。月給《げっきゅう》は二十《にじゅう》五円《ごえん》で、家賃《やちん》は六円《ろくえん》だ。清《きよ》は玄関《げんかん》付《つ》きの家《いえ》でなくっても至極満足《しごくまんぞく》の様子《ようす》であったが気《き》の毒《どく》な事《こと》に今年《ことし》の二月肺炎《にがつはいえん》に罹《かか》って死《し》んでしまった。死《し》ぬ前日《ぜんじつ》おれを呼《よ》んで坊《ぼ》っちゃん後生《ごしょう》だから清《きよ》が死《し》んだら、坊《ぼ》っちゃんの御寺《おてら》へ埋《う》めて下《くだ》さい。御墓《おはか》のなかで坊《ぼ》っちゃんの来《く》るのを楽《たの》しみに待《ま》っておりますといった。だから清《きよ》の墓《はか》は小日向《こびなた》の養源寺《ようげんじ》にある。

第1回	第2回	第3回
分　秒	分　秒	分　秒

6

ここから
スタート

「学問《がくもん》のすすめ」

福沢諭吉《ふくざわゆきち》

天《てん》は人《ひと》の上《うえ》に人《ひと》を造《つく》らず、人《ひと》の下《した》に人《ひと》を造《つく》らずと云えり。されば天《てん》より人《ひと》を生《しょう》ずるには、万人《ばんにん》は万人《ばんにん》皆同《みなおな》じ位《くらい》にして、生《うま》れながら貴賤《きせん》上下《じょうげ》の差別《さべつ》なく、万物《ばんぶつ》の霊《れい》たる身《み》と心《こころ》との働《はたらき》を以《もっ》て、天《てん》地《ち》の間《あいだ》にあるよろずの物《もの》を資《と》り、以《もっ》て衣食《いしょく》住《じゅう》の用《よう》を達《たっ》し、自由《じゆう》自在《じざい》、互《たがい》に人《ひと》の妨《さまたげ》をなさずして、各《おのおの》安楽《あんらく》にこの世《よ》を渡《わた》らしめ給《たも》うの趣意《しゅい》なり。

されども今広《いまひろ》くこの人間《にんげん》世界《せかい》を見渡《みわた》すに、かしこき人《ひと》あり、おろかなる人《ひと》あり、貧《まず》しきもあり、富《と》めるもあり、貴人《きじん》もあり、下《げ》人《にん》もありて、その有様《ありさま》雲《くも》と泥《どろ》との相違《そうい》あるに似《に》たるは何《なん》ぞや。そ

1分で読もう!

の次第《しだい》甚《はなは》だ明《あきらか》なり。実語教《じつごきょう》に、人学《ひとまな》ばざれば智《ち》なし、智《ち》なき者《もの》は愚人《ぐじん》なりとあり。されば賢人《けんじん》と愚人《ぐじん》との別《べつ》は、学《まな》ぶと学《まな》ばざるとに由《より》て出来《でき》るものなり。
又世《またよ》の中《なか》にむずかしき仕事《しごと》もあり、やすき仕事《しごと》もあり。そのむずかしき仕事《しごと》をする者《もの》を身分重《みぶんおも》き人《ひと》と名《な》づけ、やすき仕事《しごと》をする者《もの》を身分軽《みぶんかる》き人《ひと》と云《い》う。

第1回　分　秒

第2回　分　秒

第3回　分　秒

ここから
スタート

7

「鼻《はな》」

芥川龍之介《あくたがわりゅうのすけ》

――もう茹《ゆ》だった時分《じぶん》でござろう。

内供《ないぐ》は苦笑《くしょう》した。これだけ聞《き》いたのでは、誰《たれ》も鼻《はな》の話《はなし》とは気《き》がつかないだろうと思《おも》ったからである。鼻《はな》は熱湯《ねっとう》に蒸《む》されて、蚤《のみ》の食《く》ったようにむず痒《がゆ》い。

弟子《でし》の僧《そう》は、内供《ないぐ》が折敷《おしき》の穴《あな》から鼻《はな》をぬくと、そのまだ湯気《ゆげ》の立《た》っている鼻《はな》を、両足《りょうあし》に力《ちから》を入《い》れながら、踏《ふ》みはじめた。内供《ないぐ》は横《よこ》になって、鼻《はな》を床板《ゆかいた》の上《うえ》へのばしながら、弟子《でし》の僧《そう》の足《あし》が上《うえ》下《した》に動《うご》くのを眼《め》の前《まえ》に見《み》ているのである。弟子《でし》の僧《そう》は、時々《ときどき》気《き》の毒《どく》そうな顔《かお》をして、内供《ないぐ》の禿《は》げ頭《あたま》を見下《みお》ろしながら、こんなこと

❶分で読もう！

をいった。

――痛《いと》うはござらぬかな。医師《いし》は責《せ》めて踏《ふ》めと申《もう》したで。じゃが、痛《いと》うはござらぬかな。

内供《ないぐ》は首《くび》を振《ふ》って、痛《いた》くないと云《い》う意味《いみ》を示《しめ》そうとした。ところが鼻《はな》を踏《ふ》まれているので思《おも》うように首《くび》が動《うご》かない。そこで、上《うえ》眼《め》を使《つか》って、弟子《でし》の僧《そう》の足《あし》に皸《あかぎれ》のきれているのを眺《なが》めながら、腹《はら》を立《た》てたような声《こえ》で、

――痛《いと》うはないて。

と答《こた》えた。実際《じっさい》鼻《はな》はむず痒《がゆ》い所《ところ》を踏《ふ》まれるので、痛《いた》いよりもかえって気《き》もちのいいくらいだったのである。

第１回　　分　　秒

第２回　　分　　秒

第３回　　分　　秒

8

「銀河鉄道《ぎんがてつどう》の夜《よる》」

宮沢賢治《みやざわけんじ》

そのときすうっと霧《きり》がはれかかりました。どこかへ行《い》く街道《かいどう》らしく小《ちい》さな電燈《でんとう》の一列《いちれつ》についた通《とお》りがありました。それはしばらく線路《せんろ》に沿《そ》って進《すす》んでいました。そして二人《ふたり》がそのあかしの前《まえ》を通《とお》って行《い》くときはその小《ちい》さな豆《まめ》いろの火《ひ》はちょうど挨拶《あいさつ》でもするようにぽかっと消《き》え二人《ふたり》が過《す》ぎて行《い》くときまた点《つ》くのでした。

ふりかえって見《み》るとさっきの十字架《じゅうじか》はすっかり小《ちい》さくなってしまいほんとうにもうそのまま胸《むね》にも吊《つる》されそうになり、さっきの女《おんな》の子《こ》や青年《せいねん》たちがその前《まえ》の白《しろ》い渚《なぎさ》にまだひざまずいているのかそれともどこか方角《ほうがく》もわからないその天上《てんじょう》へ行《い》ったのかぼんやりして見分《みわ》けられませんでした。

❶分で読もう!

ジョバンニはああと深《ふか》く息《いき》しました。

「カムパネルラ、また僕《ぼく》たち二人《ふたり》きりになったねえ、どこまでもどこまでも一緒《いっしょ》に行《い》こう。僕《ぼく》はもうあのさそりのようにほんとうにみんなの幸《さいわい》のためならば僕《ぼく》のからだなんか百《ひゃっ》ぺん灼《や》いてもかまわない。」

「うん。僕《ぼく》だってそうだ。」カムパネルラの眼《め》にはきれいな涙《なみだ》がうかんでいました。

「けれどもほんとうのさいわいは一体何《いったいなん》だろう。」ジョバンニが云《い》いました。

「僕《ぼく》わからない。」カムパネルラがぼんやり云《い》いました。

「僕《ぼく》たちしっかりやろうねえ。」ジョバンニが胸《むね》いっぱい新《あた》らしい力《ちから》が湧《わ》くようにふうと息《いき》をしながら云《い》いました。

第1回 分 秒

第2回 分 秒

第3回 分 秒

ここからスタート

9

「走《はし》れメロス」

太宰《だざい》 治《おさむ》

ああ、何《なに》もかも、ばかばかしい。私《わたし》は、醜《みにく》い裏切《うらぎ》り者《もの》だ。どうとも、勝手《かって》にするがよい。やんぬる哉《かな》。――四肢《しし》を投《な》げ出《だ》して、うとうと、まどろんでしまった。

ふと耳《みみ》に、潺々《せんせん》、水《みず》の流《なが》れる音《おと》が聞《きこ》えた。そっと頭《あたま》をもたげ、息《いき》を呑《の》んで耳《みみ》をすました。すぐ足《あし》もとで、水《みず》が流《なが》れているらしい。よろよろ起《お》き上《あが》って、見《み》ると、岩《いわ》の裂目《さけめ》から滾々《こんこん》と、何《なに》か小《ちい》さく囁《ささや》きながら清水《しみず》が湧《わ》き出《で》ているのである。その泉《いずみ》に吸《す》い込《こ》まれるようにメロスは身《み》をかがめた。水《みず》を両手《りょうて》で掬《すく》って、一《ひと》くち飲《の》んだ。ほうと長《なが》い溜息《ためいき》が出《で》て、夢《ゆめ》から覚《さ》めたような気《き》がした。

1分で読もう！

歩《ある》ける。行《い》こう。肉体《にくたい》の疲労恢復《ひろうかいふく》と共《とも》に、わずかながら希望《きぼう》が生《うま》れた。義務遂行《ぎむすいこう》の希望《きぼう》である。わが身《み》を殺《ころ》して、名誉《めいよ》を守《まも》る希《き》望《ぼう》である。

斜陽《しゃよう》は赤《あか》い光《ひかり》を、樹々《きぎ》の葉《は》に投《とう》じ、葉《は》も枝《えだ》も燃《も》えるばかりに輝《かがや》いている。日没《にちぼつ》までには、まだ間《ま》がある。私《わたし》を、待《ま》っている人《ひと》があるのだ。少《すこ》しも疑《うたが》わず、静《しず》かに期待《きたい》してくれている人《ひと》があるのだ。

私《わたし》は、信《しん》じられている。私《わたし》の命《いのち》なぞは、問題《もんだい》ではない。死《し》んでお詫《わ》び、などと気《き》のいい事《こと》は言《い》って居《お》られぬ。私《わたし》は、信頼《しんらい》に報《むく》いなければならぬ。いまはただその一事《いちじ》だ。走《はし》れ！　メロス。

第１回	第２回	第３回
分　秒	分　秒	分　秒

ここからスタート

10

「ツァラトウストラ」1

ニーチェ　手塚富雄《てづかとみお》／訳《やく》

君《きみ》は君《きみ》の友《とも》のために、自分《じぶん》をどんなに美《うつく》しく装《よそお》っても、装《よそお》いすぎるということはないのだ。なぜなら、君《きみ》は友《とも》にとって、超人《ちょうじん》を目《め》ざして飛《と》ぶ一本《いっぽん》の矢《や》、憧《あこが》れの熱意《ねつい》であるべきだから。

君《きみ》は、友《とも》がどんな顔《かお》をしているかを見《み》るために、友《とも》の眠《ねむ》っているところを見《み》たことがあるか。眠《ねむ》っていないときの友《とも》の顔《かお》は、いったい何《なに》か。それはゆがんだ鏡《かがみ》に映《うつ》った君自身《きみじしん》の顔《かお》なのだ。

君《きみ》は友《とも》が眠《ねむ》っているところを見《み》たことがあるか。そのときの友《とも》の顔《かお》を見《み》て、君《きみ》は驚愕《きょうがく》しなかったか。ああ、わたしの友《とも》よ。人間《にんげん》は乗《の》り超《こ》えられねばならぬものなのだ。

人《ひと》の友《とも》たるものは、推察《すいさつ》と沈黙《ちんもく》の、熟達者《じゅくたつしゃ》でなければならぬ。君《きみ》は

1分で読もう！

一切《いっさい》を見《み》つくそうと思《おも》ってはならぬ。君《きみ》の友《とも》が目《め》ざめているときに何《なに》をするかを、君《きみ》の夢《ゆめ》が君《きみ》に告《つ》げるのでなければならぬ。

君《きみ》の同情《どうじょう》は推察《すいさつ》であれ。まず友《とも》が同情《どうじょう》を欲《ほっ》するかどうかを知《し》ることだ。かれが君《きみ》において愛《あい》しているのは、君《きみ》の確固《かっこ》たる目《め》と、永遠《えいえん》を見《み》すえているまなざしであるかもしれないのだ。

友《とも》への同情《どうじょう》を堅《かた》い殻《から》の下《した》にかくすがよい。それを嚙《か》めば、一枚《いちまい》の歯《は》が折《お》れるくらいに堅《かた》くなければならない。そうであってこそ、君《きみ》の同《どう》情《じょう》は、こまやかな甘美《かんび》な味《あじ》をかもしだすだろう。

第1回	第2回	第3回
分　秒	分　秒	分　秒

11

「ツァラトゥストラ」2

ニーチェ
手塚富雄《てづかとみお》／訳《やく》

そのとき、この長《なが》い驚《おどろ》くべき日《ひ》のうちで最《もっと》も驚《おどろ》くべきことが起《お》こった。最《もっと》も醜《みにく》い人間《にんげん》が、もう一度《いちど》、そしてこれを最後《さいご》として、喉《のど》を鳴《な》らし、鼻息《はないき》をしはじめたのだ。そして、ついにかれがそれをことばにして言《い》ったとき、見《み》よ、かれの口《くち》からは一《ひと》つの問《と》いが、まろやかに、清《きよ》くおどり出《で》た。一《ひと》つのよい、深《ふか》い、明《あか》るく澄《す》んだ問《と》いであった。それは、耳《みみ》を傾《かたむ》けたすべての者《もの》の心《こころ》を感動《かんどう》させた。

「わたしの友《とも》なるすべての人《ひと》よ」と、最《もっと》も醜《みにく》い人《ひと》は言《い》った。「あなたがたはどう思《おも》うか。きょうこの一日《いちにち》に出会《であ》ったために——わたしははじめて満足《まんぞく》した、今《いま》までの全生涯《ぜんしょうがい》にたいして。

だが、それだけを証言《しょうげん》したのでは、まだ十分《じゅうぶん》ではない。地上《ちじょう》に生《い》きることは、かいのあることだ。ツァラトゥストラと共《とも》にした一日《いちにち》、一《ひと》つの祭《まつ》りが、わたしに地《ち》を愛《あい》することを教《おし》えたのだ。『これが――生《せい》だったのか』わたしは死《し》にむかって言《い》おう。『よし! それならもう一度《いちど》』と。

わたしの友人《ゆうじん》たちよ。あなたがたはどう思《おも》うか。あなたがたはわたしと同《おな》じように死《し》にむかって言《い》おうとは思《おも》わないか。『これが――生《せい》だったのか。よし、それなら、ツァラトゥストラのために、よし、もう一《いち》度《ど》』と」――――

第1回 分 秒
第2回 分 秒
第3回 分 秒

ここからスタート

12

「寿限無《じゅげむ》」

「あらまあ、金《きん》ちゃん、すまなかったね。じゃあなにかい、うちの寿限無寿限無《じゅげむじゅげむ》、五劫《ごこう》のすりきれ、海砂利水魚《かいじゃりすいぎょ》の水行末《すいぎょうまつ》、雲来末《うんらいまつ》、風来末《ふうらいまつ》、食《く》う寝《ね》るところに住《す》むところ、やぶらこうじのぶらこうじ、パイポパイポ、パイポのシューリンガン、シューリンガンのグーリンダイ、グーリンダイのポンポコピーのポンポコナの長久命《ちょうきゅうめい》の長助《ちょうすけ》が、おまえのあたまにこぶをこしらえたって、まあ、とんでもない子《こ》じゃあないか。

ちょいと、おまえさん、聞《き》いたかい？　うちの寿限無寿限無《じゅげむじゅげむ》、五劫《ごこう》のすりきれ、海砂利水魚《かいじゃりすいぎょ》の水行末《すいぎょうまつ》、雲来末《うんらいまつ》、風来末《ふうらいまつ》、食《く》う寝《ね》るところに住《す》むところ、やぶらこうじのぶらこうじ、パイポパイポ、パイポのシューリンガン、シューリンガンのグーリンダイ、グーリンダイのポンポコピーのポンポコナの長久命《ちょうきゅうめい》の長助《ちょうすけ》が、金《きん》ちゃんのあたまへこぶをこしらえたんだとさ」

「じゃあなにか、うちの寿限無寿限無《じゅげむじゅげむ》、五劫《ごこう》のすりきれ、海砂利水魚《かいじゃりすいぎょ》の水行末《すいぎょうまつ》、雲来末《うんらいまつ》、風来末《ふうらいまつ》、食《く》う寝《ね》るところに住《す》むところ、やぶらこうじのぶらこうじ、パイポパイポ、パイポのシューリンガン、シューリンガンのグーリンダイ、グーリンダイのポンポコピーのポンポコナの長《ちょう》久命《きゅうめい》の長助《ちょうすけ》が、金坊《きんぼう》のあたまへこぶをこしらえたっていうのか。

どれ、みせてみな、なーんだ、こぶなんざねえじゃねえか」

「あんまり長《なが》い名前《なまえ》だから、こぶがひっこんじゃった」

第１回	第２回	第３回
分　秒	分　秒	分　秒

ここからスタート

13

「罪《つみ》と罰《ばつ》」

ドストエフスキー
米川正夫《よねかわまさお》／訳《やく》

「なんだってあなたは、なんだってあなたはご自分《じぶん》に対《たい》して、そんなことをなすったんです！」と絶望《ぜつぼう》したように彼女《かのじょ》は叫《さけ》んだ。

それから急《きゅう》におどり上《あ》がりざま、彼《かれ》の首《くび》へ飛《と》びついて、両手《りょうて》で堅《かた》く堅《かた》く抱《だ》きしめた。

ラスコーリニコフは思《おも》わず一歩《いっぽ》後《うし》ろへよろけて、わびしげな笑《え》みを含《ふく》みながら、彼女《かのじょ》を見《み》やった。

「お前《まえ》はなんて妙《みょう》な女《おんな》だろう、ソーニャ——僕《ぼく》がこんなことを言《い》ったのに、抱《だ》いて接吻《せっぷん》するなんて。お前《まえ》、自分《じぶん》でも夢中《むちゅう》なんだろう」

「いいえ、いま世界中《せかいじゅう》であなたより不幸《ふこう》な人《ひと》は、一人《ひとり》もありませんわ！」彼《かれ》の注意《ちゅうい》など耳《みみ》にも入《い》れず、彼女《かのじょ》は興奮《こうふん》の極《きょく》に達《たっ》したようにこ

1分で読もう！

う叫《さけ》んだ。とふいにヒステリイでも起《お》こったように、しゃくり上《あ》げて泣《な》き出《だ》した。

もういつからか経験《けいけん》したことのない感情《かんじょう》が、彼《かれ》の胸《むね》へ波《なみ》のごとく澎《ほう》湃《はい》と押《お》しよせて、みるみる彼《かれ》の心《こころ》を柔《やわ》らげた。彼《かれ》はもうそれに逆《さか》らおうとしなかった。涙《なみだ》の玉《たま》が二《ふた》つ彼《かれ》の両眼《りょうがん》からこぼれ出《で》て、まつ毛《げ》にかかった。

「じゃ、お前《まえ》は僕《ぼく》を見捨《みす》てないんだね、ソーニャ？」ほとんど希望《きぼう》の念《ねん》さえいだきながら、彼《かれ》は女《おんな》の顔《かお》を見《み》つめてこう尋《たず》ねた。

「ええ、ええ。いつまでも、どこまでも！」とソーニャは言《い》った。「わたしはあなたについて行《い》く、どこへでもついて行《い》く！　おお、神《かみ》さま！・・・・・ああ、わたしは不幸《ふこう》な女《おんな》です！　なぜ、なぜわたしはもっと早《はや》く、あなたを知《し》らなかったのでしょう！　なぜあなたはもっと早《はや》く来《き》てくださらなかったの？　おお、なさけない！」

第1回	第2回	第3回
分　秒	分　秒	分　秒

ここからスタート

「草枕《くさまくら》」

夏目《なつめ》漱石《そうせき》

山路《やまみち》を登《のぼ》りながら、こう考《かんが》えた。

智《ち》に働《はたら》けば角《かど》が立《た》つ。情《じょう》に棹《さお》させば流《なが》される。意地《いじ》を通《とお》せば窮屈《きゅうくつ》だ。とかくに人《ひと》の世《よ》は住《す》みにくい。

住《す》みにくさが高《こう》じると、安《やす》い所《ところ》へ引《ひ》き越《こ》したくなる。どこへ越《こ》しても住《す》みにくいと悟《さと》った時《とき》、詩《し》が生《うま》れて、画《え》が出来《でき》る。

人《ひと》の世《よ》を作《つく》ったものは神《かみ》でもなければ鬼《おに》でもない。やはり向《むこ》う三軒両隣《さんげんりょうどな》りにちらちらするただの人《ひと》である。ただの人《ひと》が作《つく》った人《ひと》の世《よ》が住《す》みにくいからとて、越《こ》す国《くに》はあるまい。あれば人《ひと》でなしの国《くに》へ行《ゆ》くばかりだ。人《ひと》でなしの国《くに》は人《ひと》の世《よ》よりもなお住《す》みに

1分で読もう!

くかろう。

越《こ》す事《こと》のならぬ世《よ》が住《す》みにくければ、住《す》みにくい所《ところ》をどれほどか、寛容《くつろげ》て、束《つか》の間《ま》の命《いのち》を、束《つか》の間《ま》でも住《す》みよくせねばならぬ。ここに詩人《しじん》という天職《てんしょく》が出来《でき》て、ここに画家《がか》という使命《しめい》が降《くだ》る。あらゆる芸術《げいじゅつ》の士《し》は人《ひと》の世《よ》を長閑《のどか》にし、人《ひと》の心《こころ》を豊《ゆた》かにするが故《ゆえ》に尊《たっ》とい。

住《す》みにくき世《よ》から、住《す》みにくき煩《わずら》いを引《ひ》き抜《ぬ》いて、有難《ありがた》い世界《せかい》をまのあたりに写《うつ》すのが詩《し》である、画《え》である。あるは音楽《おんがく》と彫刻《ちょうこく》である。こまかにいえば写《うつ》さないでもよい。ただまのあたりに見《み》れば、そこに詩《し》も生《い》き、歌《うた》も湧《わ》く。

第1回

分　秒

第2回

分　秒

第3回

分　秒

ここからスタート

15

「般若心経《はんにゃしんぎょう》」

摩《ま》訶《か》般《はん》若《にゃ》波《は》羅《ら》蜜《みっ》多《た》心《しん》経《ぎょう》

観《かん》自《じ》在《ざい》菩《ぼ》薩《さつ》行《ぎょう》深《じん》般《はん》若《にゃ》波《は》羅《ら》蜜《みっ》多《た》時《じ》照《しょう》見《けん》五《ご》

蘊《うん》皆《かい》空《くう》度《ど》一《いっ》切《さい》苦《く》厄《やく》舎《しゃ》利《り》子《し》色《しき》不《ふ》異《い》空《くう》空《くう》不《ふ》

異《い》色《しき》色《しき》即《そく》是《ぜ》空《くう》空《くう》即《そく》是《ぜ》色《しき》受《じゅ》想《そう》行《ぎょう》識《しき》亦《やく》復《ぶ》如《にょ》

是《ぜ》舎《しゃ》利《り》子《し》是《ぜ》諸《しょ》法《ほう》空《くう》相《そう》不《ふ》生《しょう》不《ふ》滅《めつ》不《ふ》垢《く》不《ふ》浄《じょう》

不《ふ》増《ぞう》不《ふ》減《げん》是《ぜ》故《こ》空《くう》中《ちゅう》無《む》色《しき》無《む》受《じゅ》想《そう》行《ぎょう》識《しき》無《む》眼《げん》

耳《に》鼻《び》舌《ぜっ》身《しん》意《い》無《む》色《しき》声《しょう》香《こう》味《み》触《そく》法《ほう》無《む》眼《げん》界《かい》乃《ない》至《し》

無《む》意《い》識《しき》界《かい》無《む》無《む》明《みょう》亦《やく》無《む》無《む》明《みょう》尽《じん》乃《ない》至《し》無《む》老《ろう》死《し》

1分で読もう!

亦《やく》無《む》老《ろう》死《し》尽《じん》無《む》苦《く》集《しゅう》滅《めつ》道《どう》無《む》智《ち》亦《やく》無《む》得《とく》以《い》無《む》
所《しょ》得《とく》故《こ》菩《ぼ》提《だい》薩《さっ》埵《た》依《え》般《はん》若《にゃ》波《は》羅《ら》蜜《みっ》多《た》故《こ》心《しん》無《む》
罣《けい》礙《げ》無《む》罣《けい》礙《げ》故《こ》無《む》有《う》恐《く》怖《ふ》遠《おん》離《り》一《いっ》切《さい》顛《てん》倒《どう》夢《む》
想《そう》究《く》竟《きょう》涅《ね》槃《はん》三《さん》世《ぜ》諸《しょ》仏《ぶつ》依《え》般《はん》若《にゃ》波《は》羅《ら》蜜《みっ》多《た》故《こ》
得《とく》阿《あ》耨《のく》多《た》羅《ら》三《さん》藐《みゃく》三《さん》菩《ぼ》提《だい》故《こ》知《ち》般《はん》若《にゃ》波《は》羅《ら》蜜《みっ》
多《た》是《ぜ》大《だい》神《じん》咒《しゅ》是《ぜ》大《だい》明《みょう》咒《しゅ》是《ぜ》無《む》上《じょう》咒《しゅ》是《ぜ》無《む》等《とう》等《どう》
咒《しゅ》能《のう》除《じょ》一《いっ》切《さい》苦《く》真《しん》実《じつ》不《ふ》虚《こ》故《こ》説《せつ》般《はん》若《にゃ》波《は》羅《ら》蜜《みっ》
多《た》咒《しゅ》即《そく》説《せつ》咒《しゅ》曰《わっ》
羯《ぎゃ》諦《てい》羯《ぎゃ》諦《てい》波《は》羅《ら》羯《ぎゃ》諦《てい》波《は》羅《ら》僧《そう》羯《ぎゃ》諦《てい》
菩《ぼ》提《じ》薩《そ》婆《わ》訶《か》般《はん》若《にゃ》心《しん》経《ぎょう》

第1回	第2回	第3回
分　　秒	分　　秒	分　　秒

ここからスタート

16 「夜《よ》明《あ》け前《まえ》」

島崎藤村《しまざきとうそん》

木曽路《きそじ》はすべて山《やま》の中《なか》である。あるところは岨《そば》づたいに行《い》く崖《がけ》の道《みち》であり、あるところは数十間《すうじっけん》の深《ふか》さに臨《のぞ》む木曽川《きそがわ》の岸《きし》であり、あるところは山《やま》の尾《お》をめぐる谷《たに》の入口《いりぐち》である。一筋《ひとすじ》の街道《かいどう》はこの深《ふか》い森林地帯《しんりんちたい》を貫《つらぬ》いていた。

東《ひがし》ざかいの桜沢《さくらざわ》から、西《にし》の十曲峠《じっきょくとうげ》まで、木曽十一宿《きそじゅういっしゅく》はこの街道《かいどう》に添《そ》うて、二十二里余《にじゅうにりあまり》にわたる長《なが》い谿谷《けいこく》の間《あいだ》に散在《さんざい》していた。道路《どうろ》の位置《いち》も幾度《いくたび》か改《あらた》まったもので、古道《こどう》はいつの間《ま》にか深《ふか》い山間《やまあい》に埋《うず》もれた。名高《なだか》い桟《かけはし》も、蔦《つた》のかずらを頼《たの》みにしたような危《あぶ》ない場処《ばしょ》ではなくなって、徳川時代《とくがわじだい》の末《すえ》には既《すで》に渡《わた》ることの出《で》来《き》る橋《はし》であった。

新規《しんき》に新規《しんき》にと出来《でき》た道《みち》はだんだん谷《たに》の下《した》の方《ほう》の位置《いち》へと降《くだ》って来《き》た。道《みち》の狭《せま》いところには、木《き》を伐《き》って並《なら》べ、藤《ふじ》づるでからめ、それで街道《かいどう》の狭《せま》いのを補《おぎな》った。長《なが》い間《あいだ》にこの木曽《きそ》路《じ》に起《おこ》って来《き》た変化《へんか》は、いくらかずつでも嶮岨《けんそ》な山坂《やまさか》の多《おお》いところを歩《ある》きよくした。

そのかわり、大雨《おおあめ》ごとにやって来《く》る河水《かすい》の氾濫《はんらん》が旅行《りょこう》を困難《こんなん》にする。その度《たび》に旅人《たびびと》は最寄《もよ》り最寄《もよ》りの宿場《しゅくば》に逗留《とうりゅう》して、道路《どうろ》の開通《かいつう》を待《ま》つこともめずらしくない。

第1回	第2回	第3回
分　秒	分　秒	分　秒

ここからスタート

17

「ファウスト」

ゲーテ

森林太郎《もりりんたろう》（鷗外《おうがい》）／訳《やく》

ファウスト　勝《か》つことのない博奕《ばくち》か、己《おれ》の懐《ふところ》に抱《だ》かれてゐ《い》ながら鄰《となり》の男《おとこ》を流眄《りゅうべん》に見《み》る女《おんな》か、隕石《いんせき》のやう《よ》に消《き》えてしまふ名望《うめいぼう》の、神《かみ》のやう《よ》な快《こころよ》さをでも授《さず》けるのか。摘《つ》まぬ間《ま》に腐《くさ》る果《このみ》でも、日《ひ》毎《ごと》に若葉《わかば》の茂《しげ》る木《き》でも、見《み》せるなら己《おれ》に見《み》せて貰《もら》はう。

メフイスト　そんな御註文《ごちゅうもん》には驚《おどろ》きません。さう《そ》云《い》ふ珍物《うちんぶつ》が御《ご》用《よう》とあれば差《さ》し上《あ》げる。併《しか》しそれよりは落《お》ち著《つ》いて、何《なに》か旨《うま》い物《もの》を食《く》ってゐ《い》たいと云《い》ふ時《とき》がおひ《い》〳〵《おい》近《ちか》くなりますよ。

ファウスト　ふん。己《おれ》が氣樂《きらく》になって安樂椅子《あんらくいす》に寢《ね》ようとしたら、その時《とき》は己《おれ》はどうなっても好《よ》い。己《おれ》を甘《あま》い詞《ことば》で騙《だま》して己《おのれ》に自惚《うぬぼれ》の

1分で読もう!

心《こころ》を起《おこ》させ、己《おれ》を快樂《けらく》で賺《すか》すことが君《きみ》に出來《でき》たら、それが己《おれ》の最終《さいしゅう》の日《ひ》だ。賭《かけ》をしよう。

メフィスト 宜《よろ》しい。

ファウスト 容赦《ようしゃ》はいらぬ。己《おれ》が或《あ》る「刹那《せつな》」に「まあ、待《ま》て、お前《まえ》は實《じつ》に美《うつく》しいから」と云《い》ったら、君《きみ》は己《おれ》を縛《しば》り上《あ》げてくれても好《よ》い。己《おれ》はそれ切滅《きりほろ》びても好《よ》い。葬《とむらい》の鐘《かね》が鳴《な》るだらう。君《きみ》の奉公《ほうこう》がおしまひにな《い》るだらう。時計《とけい》が止《と》まって針《はり》が落《お》ちるだらう。己《おれ》の一代《いちだい》はそれまでだ。

メフィスト だが好《よ》く考《かんが》へて御覧《ごらん》なさい。聞《き》いた事《こと》は忘《わす》れませんよ。

第1回

分	秒

第2回

分	秒

第3回

分	秒

ここからスタート

18

「カラマーゾフの兄弟《きょうだい》」1

ドストエフスキー

米川正夫《よねかわまさお》／訳《やく》

「諸君《しょくん》、諸君《しょくん》はいずれもみんな今後《こんご》、私《わたし》にとって愛《あい》すべき人《ひと》たちなのです。私《わたし》は諸君《しょくん》を残《のこ》らず自分《じぶん》の心《こころ》の中《なか》へ入《い》れましょう。だから諸君《しょくん》もどうぞ私《わたし》をめいめいの心《こころ》の中《なか》へ入《い》れて下《くだ》さい！　ですが、私《わたし》たちが今後《こんご》一生涯《しょうがい》忘《わす》れないし、また忘《わす》れないつもりでいるこの立派《りっぱ》な美《うつく》しい感情《かんじょう》の中《なか》に私《わたし》たちを結《むす》び合《あわ》せてくれた人《ひと》は、イリューシャ君《くん》でなくて誰《だれ》でしょう。同君《どうくん》は善良《ぜんりょう》な少年《しょうねん》でした、可愛《かわい》い少年《しょうねん》でした。われわれにとって永久《えいきゅう》に尊《とうと》い少年《しょうねん》でした！　われわれは今後《こんご》永久《えいきゅう》に同君《どうくん》を忘《わす》れず、同君《どうくん》にわれわれの心《こころ》のよき記憶《きおく》を捧《ささ》げようではありませんか、永久《えいきゅう》に変《かわ》ることなく！」

「そうです、そうです、永久《えいきゅう》に、変《かわ》ることなく。」子供《こども》たちはいずれも

1分で読もう！

感動《かんどう》の色《いろ》を満面《まんめん》に漲《みなぎ》らして、朗《ほが》らかに声高《こえたか》く叫《さけ》んだ。

「あの顔《かお》つきも、あの着物《きもの》も、あの破《やぶ》れた靴《くつ》も、あの柩《ひつぎ》も、あの罪《つみ》の深《ふか》い不幸《ふこう》な父親《ちちおや》も、あの少年《しょうねん》が父親《ちちおや》のために勇《いさ》ましく一人《ひとり》で全級《ぜんきゅう》に反抗《はんこう》したことも、すっかり憶《おぼ》えていましょう！」

「憶《おぼ》えていましょう。憶《おぼ》えていましょう！」と、少年《しょうねん》たちはまた叫《さけ》んだ。

「あれは勇敢《ゆうかん》な子供《こども》でした、あれはいい子供《こども》でした！」

「ああ、僕《ぼく》はどんなにあの子《こ》が好《す》きだったか！」とコーリャは叫《さけ》んだ。

「ああ、諸君《しょくん》、ああ、可愛《かわい》い親友《しんゆう》、人生《じんせい》を恐《おそ》れてはいけません！　なんでもない正直《しょうじき》ないいことをした時《とき》には、人生《じんせい》がなんと美《うつく》しいものに思《おも》われることでしょう！」

第１回

分　秒

第２回

分　秒

第３回

分　秒

ここからスタート

19

「カラマーゾフの兄弟《きょうだい》」2

ドストエフスキー

米川正夫《よねかわまさお》／訳《やく》

「カラマーゾフ万歳《ばんざい》！」とコーリャは歓喜《かんき》に堪《た》えぬように叫《さけ》んだ。

「そして、なくなった少年《しょうねん》を永久《えいきゅう》に記憶《きおく》しましょう！」アリョーシャは情《じょう》の籠《こも》った声《こえ》で、こうつけ加《くわ》えた。

「永久《えいきゅう》に記憶《きおく》しましょう！」と更《さら》に少年《しょうねん》たちが引《ひ》き取《と》った。

「カラマーゾフさん！」とコーリャは叫《さけ》んだ。「僕《ぼく》たちはみんな死《し》から甦《よみがえ》って命《いのち》を得《え》て、またお互《たが》いに見《み》ることが出来《でき》るって――どんな人《ひと》でも、イリューシャでも見《み》ることが出来《でき》るって、宗教《しゅうきょう》の方《ほう》では教《おし》えていますが、あれはほんとうでしょうか？」

「きっとわれわれは甦《よみがえ》ります。きっとお互《たが》いにもう一《いち》ど出会《であ》って、昔《むかし》のことを愉快《ゆかい》に楽《たの》しく語《かた》り合《あ》うでしょう。」アリョーシャはなかば笑《わら》いながら、なかば感動《かんどう》の体《てい》で答《こた》えた。

「ああ、そうなればどんなに嬉《うれ》しいだろう！」とコーリャは思《おも》わず口走《くちばし》った。

「さあ、もう話《はなし》をやめて、イリューシャの法事《ほうじ》に行《い》きましょう。そして心配《しんぱい》しないで薄餅《プリン》を食《た》べましょう。昔《むかし》から仕《し》きたりの旧《ふる》い習慣《しゅうかん》ですからね、そこに美《うつく》しいところがあるんですよ。」アリョーシャは笑《わら》った。

「さあ、行《い》きましょう！　これから私《わたし》たちはお互《たが》いに手《て》を取《と》り合《あ》って行《い》くんですよ。」

「永久《えいきゅう》にそうしましょう、一生《いっしょう》手《て》を取《と》り合《あ》って行《い》きましょう！　カラマーゾフ万歳《ばんざい》！」もう一度《いちど》コーリャが感激《かんげき》したように叫《さけ》ぶと、ほかの少年《しょうねん》たちはもう一度《いちど》その叫《さけ》びに和《わ》した。

第1回　分　秒

第2回　分　秒

第3回　分　秒

20

「うゐ《い》ら《ろ》う売《う》り」

拙者親方《せっしゃおやかた》と申《もう》すは、お立《た》ち会《あ》いの中《うち》に、ご存知《ぞんじ》のお方《かた》もございましょうが、お江戸《えど》を発《た》って二十里《にじゅうり》上方《かみがた》、相州《そうしゅう》小田原《おだわら》、一色町《いっしきまち》をお過《す》ぎなされて、青物町《あおものちょう》を登《のぼ》りへお出《いで》なさるれば、欄干橋虎《らんかんばしとら》屋藤右衛門《やとうえもん》、只今《ただいま》は剃髪《ていはつ》いたして、円斎《えんさい》と名《な》のります。

元朝《がんちょう》より大晦日《おおつごもり》まで、お手《て》に入《い》れまする此《こ》の薬《くすり》は、昔《むかし》、陳《ちん》の国《くに》の唐人《とうじん》、外郎《ういろう》という人《ひと》、わが朝《ちょう》へ来《き》たり、帝《みかど》へ参内《さんだい》の折《おり》から、此《こ》の薬《くすり》を深《ふか》く籠《こ》め置《お》き、用《もち》ゆる時《とき》は一粒《いちりゅう》ずつ、冠《かんむり》のすき間《ま》より取《と》り出《いだ》す。依《よ》って其《そ》の名《な》を帝《みかど》より、「透頂香《とうちんこう》」と賜《たまわ》る。即《すなわ》ち文字《もんじ》には、「頂《いただ》き・透《す》く・香《にお》い」と書《か》いて、「とうちんこう」と申《もう》す。

1分で読もう！

只今《ただいま》は此《こ》の薬《くすり》、殊《こと》の外《ほか》世上《せじょう》に弘《ひろ》まり、ほうぼうに似看板《にせかんばん》を出《い》だし、イヤ小田原《おだわら》の、灰俵《はいだわら》の、さん俵《だわら》の、炭俵《すみだわら》のと、色々《いろいろ》に申《もう》せども、平仮名《ひらがな》を以《もっ》て「うゐらう」と記《しる》せしは、親方円斎《おやかたえんさい》ばかり。

もしやお立《た》ち合《あ》いの中《うち》に、熱海《あたみ》か塔《とう》の沢《さわ》へ湯治《とうじ》においでなさるか、又《また》は伊勢参宮《いせさんぐう》の折《おり》からは、必《かなら》ず門《かど》ちがいなされまするな、お登《のぼ》りならば右《みぎ》の方《かた》、お下《くだ》りなれば左側《ひだりがわ》、八方《はっぽう》が八《や》つ棟《むね》、おもてが三《み》つ棟玉堂造《むねぎょくどうづく》り、破風《はふ》には菊《きく》に桐《きり》のとうの御紋《ごもん》を御赦免《ごしゃめん》有《あ》って、系図正《けいずただ》しき薬《くすり》でござる。

第1回	第2回	第3回
分　秒	分　秒	分　秒

ここから
スタート

21

「人間失格《にんげんしっかく》」

太宰《だざい》 治《おさむ》

……考《かんが》えれば考《かんが》えるほど、自分《じぶん》には、わからなくなり、自分《じぶん》ひとり全《まった》く変《かわ》っているような、不安《ふあん》と恐怖《きょうふ》に襲《おそ》われるばかりなのです。自分《じぶん》は隣人《りんじん》と、ほとんど会話《かいわ》が出来《でき》ません。何《なに》を、どう言《い》ったらいいのか、わからないのです。

そこで考《かんが》え出《だ》したのは、道化《どうけ》でした。

それは、自分《じぶん》の、人間《にんげん》に対《たい》する最後《さいご》の求愛《きゅうあい》でした。自分《じぶん》は、人間《にんげん》を極度《きょくど》に恐《おそ》れていながら、それでいて、人間《にんげん》を、どうしても思《おも》い切《き》れなかったらしいのです。そうして自分《じぶん》は、この道化《どうけ》の一線《いっせん》でわずかに人間《にんげん》につながる事《こと》が出来《でき》たのでした。おもてでは、絶《た》えず笑顔《えがお》をつくりながらも、内心《ないしん》は必死《ひっし》の、それこそ千番《せんばん》に一番《いちばん》の兼《か》ね合《あ》いとでもいうべき危《き》

1分で読もう！

機一髪《きいっぱつ》の、油汗流《あぶらあせなが》してのサーヴィスでした。

自分《じぶん》は子供《こども》の頃《ころ》から、自分《じぶん》の家族《かぞく》の者《もの》たちに対《たい》してさえ、彼等《かれら》がどんなに苦《くる》しく、またどんな事《こと》を考《かんが》えて生《い》きているのか、まるでちっとも見当《けんとう》つかず、ただおそろしく、その気《き》まずさに堪《た》える事《こと》が出来《でき》ず、既《すで》に道化《どうけ》の上手《じょうず》になっていました。つまり、自分《じぶん》は、いつのまにやら、一言《ひとこと》も本当《ほんとう》の事《こと》を言《い》わない子《こ》になっていたのです。

その頃《ころ》の、家族《かぞく》たちと一緒《いっしょ》にうつした写真《しゃしん》などを見《み》ると、他《ほか》の者《もの》たちは皆《みな》まじめな顔《かお》をしているのに、自分《じぶん》ひとり、必《かなら》ず奇妙《きみょう》に顔《かお》をゆがめて笑《わら》っているのです。これもまた、自分《じぶん》の幼《おさな》く悲《かな》しい道化《どうけ》の一種《いっしゅ》でした。

第１回

分 秒

第２回

分 秒

第３回

分 秒

22

「羅生門《らしょうもん》」1

芥川龍之介《あくたがわりゅうのすけ》

「それもよ、この女《おんな》の売《う》る干魚《ほしうお》は、味《あじ》がよいというて、太刀帯《たてわき》どもが、欠《か》かさず菜料《さいりょう》に買《か》っていたそうな。わしは、この女《おんな》のしたことが悪《わる》いとは思《おも》うていぬ。せねば、饑《う》え死《じ》にをするのじゃて、仕方《しかた》がなくしたことであろ。されば、今《いま》また、わしのしていたことも悪《わる》いこととは思《おも》わぬぞよ。これとてもやはりせねば、饑《う》え死《じ》にをするじゃて、仕方《しかた》がなくすることじゃわいの。じゃて、その仕方《しかた》がないことを、よく知《し》っていたこの女《おんな》は、大方《おおかた》わしのする事《こと》も大目《おおめ》に見《み》てくれるであろ。」

老婆《ろうば》は、大体《だいたい》こんな意味《いみ》のことをいった。

1分で読もう!

下人《げにん》は、太刀《たち》を鞘《さや》におさめて、その太刀《たち》の柄《つか》を左《ひだり》の手《て》でおさえながら、冷然《れいぜん》として、この話《はなし》を聞《き》いていた。もちろん、右《みぎ》の手《て》では、赤《あか》く頬《ほお》に膿《うみ》を持《も》った大《おお》きな面皰《にきび》を気《き》にしながら、聞《き》いているのである。

しかし、これを聞《き》いている中《うち》に、下人《げにん》の心《こころ》には、ある勇気《ゆうき》が生《う》まれてきた。それは、さっき門《もん》の下《した》で、この男《おとこ》には欠《か》けていた勇《ゆう》気《き》である。そうして、またさっきこの門《もん》の上《うえ》へ上《あ》がって、この老《ろう》婆《ば》を捕《と》らえた時《とき》の勇気《ゆうき》とは、全然《ぜんぜん》、反対《はんたい》な方向《ほうこう》に動《うご》こうとする勇《ゆう》気《き》である。下人《げにん》は、饑《う》え死《じ》にをするか盗人《ぬすびと》になるかに、迷《まよ》わなかったばかりではない。

第1回	第2回	第3回
分　秒	分　秒	分　秒

23

「羅生門《らしょうもん》」2

芥川龍之介《あくたがわりゅうのすけ》

その時《とき》の、この男《おとこ》の心《こころ》もちからいえば、饑《う》え死《じ》になどということは、ほとんど、考《かんが》えることさえできないほど、意識《いしき》の外《そと》に追《お》い出《だ》されていた。

「きっと、そうか。」

老婆《ろうば》の話《はなし》が完《おわ》ると、下人《げにん》は嘲《あざけ》るような声《こえ》で念《ねん》を押《お》した。そうして、一足前《ひとあしまえ》へ出《で》ると、不意《ふい》に右《みぎ》の手《て》を面皰《にきび》から離《はな》して、老婆《ろうば》の襟上《えりがみ》をつかみながら、噛《か》みつくようにこういった。

「では、己《おれ》が引剝《ひは》ぎをしようと恨《うら》むまいな。己《おれ》もそうしなければ、饑《う》え死《じ》にをする体《からだ》なのだ。」

1分で読もう！

下人《げにん》は、すばやく、老婆《ろうば》の着物《きもの》を剥《は》ぎとった。それから、足《あし》にしがみつこうとする老婆《ろうば》を、手荒《てあら》く屍骸《しがい》の上《うえ》へ蹴倒《けたお》した。梯子《はしご》の口《くち》までは、わずかに五歩《ごほ》を数《かぞ》えるばかりである。下人《げにん》は、剥《は》ぎとった檜皮色《ひわだいろ》の着物《きもの》をわきにかかえて、またたく間《ま》に急《きゅう》な梯子《はしご》を夜《よる》の底《そこ》へかけ下《お》りた。

しばらく、死《し》んだように倒《たお》れていた老婆《ろうば》が、屍骸《しがい》の中《なか》から、その裸《はだか》の体《からだ》を起《お》こしたのは、それから間《ま》もなくのことである。老婆《ろうば》はつぶやくような、うめくような声《こえ》を立《た》てながら、まだ燃《も》えている火《ひ》の光《ひかり》をたよりに、梯子《はしご》の口《くち》まで、這《は》って行《い》った。そうして、そこから、短《みじか》い白髪《しらが》を倒《さかさま》にして、門《もん》の下《した》を覗《のぞ》きこんだ。外《そと》には、ただ、黒洞々《こくとうとう》たる夜《よる》があるばかりである。

下人《げにん》の行方《ゆくえ》は、誰《たれ》も知《し》らない。

第１回	第２回	第３回
分　秒	分　秒	分　秒

ここからスタート

24

「それから」

夏目《なつめ》漱石《そうせき》

「じゃ僕《ぼく》が生涯《しょうがい》黙《だま》っていた方《ほう》が、貴方《あなた》には幸福《こうふく》だったんですか」

「そうじゃないのよ」と三千代《みちよ》は力《ちから》を籠《こ》めて打《う》ち消《け》した。「私《わたし》だって、貴方《あなた》がそういって下《くだ》さらなければ、生《い》きていられなくなったかも知《し》れませんわ」

今度《こんど》は代助《だいすけ》の方《ほう》が微笑《びしょう》した。

「それじゃ構《かま》わないでしょう」

「構《かま》わないよりありがたいわ。ただ――」

「ただ平岡《ひらおか》に済《す》まないというんでしょう」

三千代《みちよ》は不安《ふあん》らしく首肯《うなず》いた。代助《だいすけ》はこう聞《き》いた。――

「三千代《みちよ》さん、正直《しょうじき》にいって御覧《ごらん》。貴方《あなた》は平岡《ひらおか》を愛《あい》しているんですか」

1分で読もう!

三千代《みちよ》は答《こた》えなかった。見《み》るうちに、顔《かお》の色《いろ》が蒼《あお》くなった。眼《め》も口《くち》も固《かた》くなった。凡《すべ》てが苦痛《くつう》の表情《ひょうじょう》であった。代助《だいすけ》はまた聞《き》いた。

「では、平岡《ひらおか》は貴方《あなた》を愛《あい》しているんですか」

三千代《みちよ》はやはり俯《う》つ向《む》いていた。代助《だいすけ》は思《おも》い切《き》った判断《はんだん》を、自分《じぶん》の質《しつ》問《もん》の上《うえ》に与《あた》えようとして、既《すで》にその言葉《ことば》が口《くち》まで出掛《でか》った時《とき》、三千代《みちよ》は不意《ふい》に顔《かお》を上《あ》げた。その顔《かお》には今見《いまみ》た不安《ふあん》も苦痛《くつう》も殆《ほと》んど消《き》えていた。涙《なみだ》さえ大抵《たいてい》は乾《かわ》いた。頬《ほお》の色《いろ》は固《もと》より蒼《あお》かったが、唇《くちびる》は確《しか》として、動《うご》く気色《けしき》はなかった。その間《あいだ》から、低《ひく》く重《おも》い言葉《ことば》が、繋《つな》がらないように、一字《いちじ》ずつ出《で》た。

「仕様《しよう》がない。覚悟《かくご》を極《き》めましょう」

第1回	第2回	第3回
分　秒	分　秒	分　秒

ここからスタート

25

「よだかの星《ほし》」

宮沢賢治《みやざわけんじ》

夜《よ》だかは、どこまでも、どこまでも、まっすぐに空《そら》へのぼって行《い》きました。もう山焼《やまや》けの火《ひ》はたばこの吸殻《すいがら》のくらゐ《い》にしか見《み》えません。よだかはのぼってのぼって行《い》きました。

寒《さむ》さにいきはむねに白《しろ》く凍《こお》りました。空気《くうき》がうすくなった為《ため》に、はねをそれはそれはせはし《わ》くうごかさなければなりませんでした。

それだのに、ほしの大《おお》きさは、さっきと少《すこ》しも変《かわ》りません。つくいきはふいごのやう《よ》です。寒《さむ》さや霜《しも》がまるで剣《けん》のやう《よ》によだかを刺《さ》しました。よだかははねがすっかりしびれてしまひ《い》ました。そしてなみだぐんだ目《め》をあげてもう一《いっ》ぺんそらを見《み》ました。さう《そ》です。これがよだかの最後《さいご》でした。もうよだかは落《お》ちてゐ《い》るのか、のぼってゐ《い》るのか、さかさになっ

1分で読もう!

てゐ《い》るのか、上《うえ》を向《む》いてゐ《い》るのかも、わかりませんでした。たゞ《だ》こゝ《こ》ろもちはやすらかに、その血《ち》のついた大《おお》きなくちばしは、横《よこ》にまがっては居《い》ましたが、たしかに少《すこ》しわらって居《お》りました。

それからしばらくたってよだかははっきりまなこをひらきました。そして自分《じぶん》のからだがいま燐《りん》の火《ひ》のやう《よ》な青《あお》い美《うつく》しい光《ひかり》になって、しづ《ず》かに燃《も》えてゐ《い》るのを見《み》ました。

すぐとなりは、カシオピア座《ざ》でした。天《あま》の川《がわ》の青《あお》じろいひかりが、すぐうしろになってゐ《い》ました。

そしてよだかの星《ほし》は燃《も》えつゞ《づ》けました。いつまでもいつまでも燃《も》えつゞ《づ》けました。

今《いま》でもまだ燃《も》えてゐ《い》ます。

第1回	第2回	第3回
分　秒	分　秒	分　秒

ここからスタート

「風《かぜ》と光《ひかり》と二十《はたち》の私《わたし》と」

坂口安吾《さかぐちあんご》

牛乳屋《ぎゅうにゅうや》の落第生《らくだいせい》は悪《わる》いことがバレて叱《しか》られそうな気配《けはい》が近《ちか》づいているのを察《さっ》しると、ひどくマメマメしく働《はたら》きだすのである。掃除当番《そうじとうばん》などを自分《じぶん》で引受《ひきう》けて、ガラスなどまでセッセと拭《ふ》いたり、先生《せんせい》、便所《べんじょ》がいっぱいだからくんでやろうか、そんなことできるのか、俺《おれ》は働《はたら》くことはなんでもできるよ、そうか、汲《く》んだものをどこへ持《も》ってくのだ、裏《うら》の川《かわ》へ流《なが》しちゃうよ、無茶《むちゃ》云《い》うな、ザッとこういうあんばいなのである。その時《とき》もマメマメしくやりだしたので、私《わたし》はおかしくて仕方《しかた》がない。

私《わたし》が彼《かれ》の方《ほう》へ歩《ある》いて行《い》くと、彼《かれ》はにわかに後《あと》じさりして、

「先生《せんせい》、叱《しか》っちゃ、いや」

彼《かれ》は真剣《しんけん》に耳《みみ》を押《おさ》えて目《め》をとじてしまった。

「ああ、叱《しか》らない」

「かんべんしてくれる」

「かんべんしてやる。これからは人《ひと》をそそのかして物《もの》を盗《ぬす》ませたりしちゃいけないよ。どうしても悪《わる》いことをせずにいられなかったら、人《ひと》を使《つか》わずに、自分一人《じぶんひとり》でやれ。善《よ》いことも悪《わる》いことも自分一人《じぶんひとり》でやるんだ」

彼《かれ》はいつもウンウンと云《い》って、きいているのである。

こういう職業《しょくぎょう》は、もし、たとえば少年達《しょうねんたち》へのお説教《せっきょう》というものを、自分自身《じぶんじしん》の生《い》き方《かた》として考《かんが》えるなら、とても空虚《くうきょ》で、つづけられるものではない。そのころは、然《しか》し私《わたし》は自信《じしん》をもっていたものだ。

第1回	第2回	第3回
分　秒	分　秒	分　秒

ここからスタート

27

「駈込《かけこ》み訴《うった》え」

太宰治《だざいおさむ》

申《もう》し上《あ》げます。申《もう》し上《あ》げます。旦那《だんな》さま。あの人《ひと》は、酷《ひど》い。酷《ひど》い。はい。厭《いや》な奴《やつ》です。悪《わる》い人《ひと》です。ああ。我慢《がまん》ならない。生《い》かして置《お》けねえ。はい、はい。落《お》ちついて申《もう》し上《あ》げます。あの人《ひと》を、生《い》かして置《お》いてはなりません。世《よ》の中《なか》の仇《かたき》です。はい、何《なに》もかも、すっかり、全部《ぜんぶ》、申《もう》し上《あ》げます。私《わたし》は、あの人《ひと》の居所《いどころ》を知《し》っています。すぐに御案内申《ごあんないもう》します。ずたずたに切《き》りさいなんで、殺《ころ》して下《くだ》さい。

あの人《ひと》は、私《わたし》の師《し》です。主《あるじ》です。けれども私《わたし》と同《おな》じ年《とし》です。三十四《さんじゅうし》であります。私《わたし》は、あの人《ひと》よりたった二月《ふたつき》おそく生《う》まれただけなのです。たいした違《ちが》いが無《な》い筈《はず》だ。人《ひと》と人《ひと》との間《あいだ》に、そんなにひどい差別《さべつ》は無《な》い筈《はず》だ。それなのに私《わたし》はきょう迄《まで》あの人《ひと》に、どれほど意地悪《いじわる》くこき使《つか》われ

1分で読もう!

て来《き》たことか。どんなに嘲弄《ちょうろう》されて来《き》たことか。

ああ、もう、いやだ。堪《た》えられるところ迄《まで》は、堪《た》えて来《き》たのだ。怒《おこ》る時《とき》に怒《おこ》らなければ、人間《にんげん》の甲斐《かい》がありません。私《わたし》は今《いま》まであの人《ひと》を、どんなにこっそり庇《かば》ってあげたか。誰《だれ》も、ご存《ぞん》じ無《な》いのです。あの人《ひと》ご自《じ》身《しん》だって、それに気《き》がついていないのだ。いや、あの人《ひと》は知《し》っているのだ。ちゃんと知《し》っています。知《し》っているからこそ、尚更《なおさら》あの人《ひと》は私《わたし》を意《い》地悪《じわる》く軽蔑《けいべつ》するのだ。

あの人《ひと》は傲慢《ごうまん》だ。私《わたし》から大《おお》きに世《せ》話《わ》を受《う》けているので、それがご自身《じしん》に口惜《くちお》しいのだ。あの人《ひと》は、阿呆《あほ》なくらいに自惚《うぬぼ》れ屋《や》だ。私《わたし》などから世《せ》話《わ》を受《う》けている、ということを、何《なに》かご自身《じしん》の、ひどい引目《ひけめ》ででもあるかのように思《おも》い込《こ》んでいなさるのです。

第1回	第2回	第3回
分　秒	分　秒	分　秒

28

「ロミオとジュリエット」

シェイクスピア
坪内逍遙《つぼうちしょうよう》／訳《やく》

ジュリエット　おゝ《お》、ロミオ、ロミオ！　何故《なぜ》卿《おまえ》はロミオぢ《じ》ゃ！　父御《ててご》をも、自身《じしん》の名《な》をも棄《す》てゝ《て》しまや。それが否《いや》ならば、せめても予《わし》の戀人《こいびと》ぢ《じ》やと誓言《せいごん》して下《くだ》され。すれば、予《わし》や最早《もう》カピューレットではない。

ロミオ　もっと聞《き》かうか？　すぐ物《もの》を言《い》は《お》うか？

ジュリエット　名前《なまえ》だけが予《わし》の敵《かたき》ぢ《じ》ゃ。モンタギューでな《の》うても立派《りっぱ》な卿《おまえ》。モンタギューが何《なん》ぢ《じ》ゃ！　手《て》でも、足《あし》でも、腕《かいな》でも、面《かお》でも無《な》い、人《ひと》の身《み》に附《つ》いた物《もの》ではない。おゝ《お》、何《なに》か他《ほか》の名前《なまえ》にしや。名《な》が何《なん》ぢ《じ》ゃ？　薔薇《ばら》の花《はな》は、他《ほか》の名《な》で呼《よ》んでも、同《おな》じや《よ》うに善《よ》い香《かおり》がする。ロミオとても其通《そのとお》り、ロミオでな《の》うても、名《な》は棄《す》てゝ《て》も、其持前《そのもちまえ》のいみじい、貴《とうと》い徳《とく》は殘《のこ》ら《ろ》う。……ロミオどの、おのが有《もの》でもない名《な》を棄《す》てゝ《て》、其代《そのかわ》りに、予《わし》の身《み》をも、心《こころ》をも取《と》って下《くだ》され。

1分で読もう!

ロミオ　おゝ《お》、取《と》りませ《しょ》う。言葉《ことば》も其儘《そのまま》。一言《ひとこと》、戀人《こいびと》ぢ《じ》ゃと言《い》うて下《くだ》され、直《すぐ》にも洗禮《せんれい》を受《う》けませ《しょ》う。今日《きょう》からは最早《もう》ロミオで無《な》い。

ジュリエット　や、誰《だ》れぢ《じ》ゃ、夜《よる》の闇《やみ》に包《つつ》まれて、内密事《ないしょうごと》を聞《き》きゃった其方《そなた》は?

ロミオ　名《な》は何《なん》と言《い》うたものか予《わし》は知《し》らぬ。な《の》う、我聖者《わがせいじゃ》よ、わが名《な》は君《きみ》の敵《かたき》ぢ《じ》ゃとあるゆゑ《え》、自分《じぶん》ながら憎《にく》うて憎《にく》うて、紙《かみ》に書《か》いてあるものなら、引破《ひきやぶ》ってしまひ《い》たい。

ジュリエット　お前《まえ》の言葉《ことば》はまだ百言《ひゃくこと》とは聞《き》かなんだが、其聲《そのこえ》に記憶《おぼえ》がある。ロミオどのでは無《な》いか、モンタギューの?

ロミオ　孰《どち》らでもない、卿《そもじ》が嫌《きら》ひ《い》ぢ《じ》ゃと言《い》やるならば。

ジュリエット　ま、どうして此處《ここ》へ?　して、まァ何《なん》の爲《ため》に?　あの石垣《いしがき》は高《たか》いゆゑ《え》容易《たやす》うは攀《のぼ》られぬに、それにお前《まえ》の身分《みぶん》は、若《も》し家《うち》の者《もの》が見附《みつ》くれば、忽《たちま》ちお命《いのち》が無《な》から《ろ》うずに。

ロミオ　あの石垣《いしがき》は、戀《こい》の輕《かる》い翼《つばさ》で踰《こ》えた。

第1回	第2回	第3回
分　秒	分　秒	分　秒

29

「山月記《さんげつき》」1

中島敦《なかじまあつし》

時《とき》に、残月《ざんげつ》、光冷《ひかりひ》ややかに、白露《はくろ》は地《ち》に滋《しげ》く、樹間《じゅかん》を渡《わた》る冷《れい》風《ふう》はすでに暁《あかつき》の近《ちか》きを告《つ》げていた。人々《ひとびと》はもはや、事《こと》の奇異《きい》を忘《わす》れ、粛然《しゅくぜん》として、この詩人《しじん》の薄倖《はっこう》を嘆《たん》じた。李徴《りちょう》の声《こえ》はふたたび続《つづ》ける。

何故《なにゆえ》こんな運命《うんめい》になったか判《わか》らぬと、先刻《せんこく》は言《い》ったが、しかし、考《かんが》えようによれば、思《おも》い当《あ》たることが全然《ぜんぜん》ないでもない。人間《にんげん》であったとき、己《おれ》は努《つと》めて人《ひと》との交《まじ》わりを避《さ》けた。人々《ひとびと》は己《おれ》を倨《きょ》傲《ごう》だ、尊大《そんだい》だといった。実《じつ》は、それがほとんど羞恥心《しゅうちしん》に近《ちか》いものであることを、人々《ひとびと》は知《し》らなかった。

1分で読もう!

もちろん、かつての郷党《きょうとう》の鬼才《きさい》といわれた自分《じぶん》に、自尊心《じそんしん》がなかったとは言《い》わない。しかし、それは臆病《おくびょう》な自尊心《じそんしん》とでもいうべきものであった。己《おれ》は詩《し》によって名《な》を成《な》そうと思《おも》いながら、進《すす》んで師《し》についたり、求《もと》めて詩友《しゆう》と交《まじ》わって切磋琢磨《せっさたくま》に努《つと》めたりすることをしなかった。かといって、また、己《おれ》は俗物《ぞくぶつ》の間《あいだ》に伍《ご》することも潔《いさぎよ》しとしなかった。ともに、わが臆病《おくびょう》な自尊心《じそんしん》と、尊《そん》大《だい》な羞恥心《しゅうちしん》との所為《せい》である。

己《おのれ》の珠《たま》に非《あら》ざることを惧《おそ》れるがゆえに、あえて刻苦《こっく》して磨《みが》こうともせず、また、己《おのれ》の珠《たま》なるべきを半《なか》ば信《しん》ずるがゆえに、碌々《ろくろく》として瓦《かわら》に伍《ご》することもできなかった。

第1回	第2回	第3回
分　秒	分　秒	分　秒

「山月記《さんげつき》」2

中島《なかじま》 敦《あつし》

己《おれ》は次第《しだい》に世《よ》と離《はな》れ、人《ひと》と遠《とお》ざかり、憤悶《ふんもん》と慙恚《ざんい》とによってますます己《おのれ》の内《うち》なる臆病《おくびょう》な自尊心《じそんしん》を飼《か》いふとらせる結果《けっか》になった。人間《にんげん》は誰《だれ》でも猛獣使《もうじゅうつか》いであり、その猛獣《もうじゅう》に当《あ》たるのが、各人《かくじん》の性情《せいじょう》だという。己《おれ》の場合《ばあい》、この尊大《そんだい》な羞恥心《しゅうちしん》が猛獣《もうじゅう》だった。虎《とら》だったのだ。

これが己《おれ》を損《そこな》い、妻子《さいし》を苦《くる》しめ、友人《ゆうじん》を傷《きず》つけ、果《は》ては、己《おれ》の外形《がいけい》をかくのごとく、内心《ないしん》にふさわしいものに変《か》えてしまったのだ。今思《いまおも》えば、まったく、己《おれ》は、己《おれ》の有《も》っていた僅《わず》かばかりの才《さい》能《のう》を空費《くうひ》してしまったわけだ。

人生《じんせい》は何事《なにごと》をも為《な》さぬにはあまりに長《なが》いが、何事《なにごと》かを為《な》すにはあまりに短《みじか》いなどと口先《くちさき》ばかりの警句《けいく》を弄《ろう》しながら、事実《じじつ》は、才能《さいのう》の不足《ふそく》を暴露《ばくろ》するかもしれないとの卑怯《ひきょう》な危惧《きぐ》と、刻苦《こっく》を厭《いと》う怠惰《たいだ》とが己《おれ》のすべてだったのだ。己《おれ》よりも遥《はる》かに乏《とぼ》しい才能《さいのう》でありながら、それを専一《せんいつ》に磨《みが》いたがために、堂々《どうどう》たる詩家《しか》となった者《もの》がいくらでもいるのだ。

虎《とら》と成《な》り果《は》てた今《いま》、己《おれ》はようやくそれに気《き》がついた。それを思《おも》うと、己《おれ》は今《いま》も胸《むね》を灼《や》かれるような悔《く》いを感《かん》じる。己《おれ》にはもはや人間《にんげん》としての生活《せいかつ》はできない。

第1回	第2回	第3回
分　秒	分　秒	分　秒

31

「山月記《さんげつき》」3

中島《なかじま》 敦《あつし》

たとえ、今《いま》、己《おれ》が頭《あたま》の中《なか》で、どんな優《すぐ》れた詩《し》を作《つく》ったにしたところで、どういう手段《しゅだん》で発表《はっぴょう》できよう。まして、己《おれ》の頭《あたま》は日《ひ》ごとに虎《とら》に近《ちか》づいていく。どうすればいいのだ。己《おれ》の空費《くうひ》された過《か》去《こ》は？ 己《おれ》は堪《たま》らなくなる。

そういうとき、己《おれ》は、向《む》こうの山《やま》の頂《いただき》の巌《いわお》に上《のぼ》り、空谷《くうこく》に向《む》かって吼《ほ》える。この胸《むね》を灼《や》く悲《かな》しみを誰《だれ》かに訴《うった》えたいのだ。己《おれ》は昨夕《さくゆう》も、かしこで月《つき》に向《む》かって咆《ほ》えた。誰《だれ》かにこの苦《くる》しみが分《わか》ってもらえないかと。しかし、獣《けもの》どもは己《おれ》の声《こえ》を聞《き》いて、ただ、懼《おそ》れ、ひれ伏《ふ》すばかり。山《やま》も樹《き》も月《つき》も露《つゆ》も、一匹《いっぴき》の虎《とら》が怒《いか》り狂《くる》って、

1分で読もう!

哮《たけ》っているとしか考《かんが》えない。
天《てん》に躍《おど》り地《ち》に伏《ふ》して嘆《なげ》いても、誰《だれ》一人《ひとり》己《おれ》の気持《きもち》を分《わか》ってくれる者《もの》はない。ちょうど、人間《にんげん》だったころ、己《おれ》の傷《きず》つきやすい内心《ないしん》を誰《だれ》も理解《りかい》してくれなかったように。己《おれ》の毛皮《けがわ》の濡《ぬ》れたのは、夜露《よつゆ》のためばかりではない。

ようやく、四辺《あたり》の暗《くら》さが薄《うす》らいできた。木《き》の間《あいだ》を伝《つた》って、どこからか、暁角《ぎょうかく》が哀《かな》しげに響《ひび》きはじめた。

もはや、別《わか》れを告《つ》げねばならぬ。酔《よ》わねばならぬ時《とき》が、（虎《とら》に還《かえ》らねばならぬ時《とき》が）近《ちか》づいたから、と、李徴《りちょう》の声《こえ》が言《い》った。

第1回	第2回	第3回
分　秒	分　秒	分　秒

ここから
スタート

32

「永訣の朝《あさ》」1

宮沢賢治《みやざわけんじ》

けふ《きょう》のうちに
とほ《お》くへいってしまふ《う》わたくしのいもうとよ
みぞれがふっておもてはへんにあかるいのだ
（あめゆじゅとてちてけんじゃ）
うすあかくいっさ《そ》う陰惨《いんざん》な雲《くも》から
みぞれはびちょびちょふってくる
（あめゆじゅとてちてけんじゃ）
青《あお》い蓴菜《じゅんさい》のもや《よ》うのついた
これらふたつのかけた陶椀《とうわん》に

（次頁へ続く）

おまへ《え》がたべるあめゆきをとらう《ろ》として
わたくしはまがったてっぱう《ぽ》だまのやう《よ》に
このくらいみぞれのなかに飛《と》びだした
（あめゆじゆとてちてけんじや）
蒼鉛《そうえん》いろの暗《くら》い雲《くも》から
みぞれはびちょびちょ沈《しず》んでくる
ああとし子《こ》
死《し》ぬといふ《う》いまごろになって
わたくしをいっしやう《よ》あかるくするために
こんなさっぱりした雪《ゆき》のひとわんを
おまへ《え》はわたくしにたのんだのだ
ありがたう《と》わたくしのけなげないもうとよ

わたくしもまっすぐにすすんでいくから
（あめゆじゆとてちてけんじや）
はげしいはげしい熱《ねつ》やあへ《え》ぎのあひ《い》だから
おまへ《え》はわたくしにたのんだのだ
銀河《ぎんが》や太陽《たいよう》　気圏《きけん》などとよばれたせかいの
そらからおちた雪《ゆき》のさいごのひとわんを……

第1回	第2回	第3回
分　秒	分　秒	分　秒

ここから
スタート

33

「永訣《えいけつ》の朝《あさ》」2

宮沢賢治《みやざわけんじ》

……ふたきれのみかげせきざいに
みぞれはさびしくたまってゐ《い》る
わたくしはそのうへ《え》にあぶなくたち
雪《ゆき》と水《みず》とのまっしろな二相系《にそうけい》をたもち
すきとほ《お》るつめたい雫《しずく》にみちた
このつややかな松《まつ》のえだから
わたくしのやさしいいもうとの
さいごのたべものをもらっていかう《こ》
わたしたちがいっしょにそだってきたあひ《い》だ
みなれたちゃわんのこの藍《あい》のもやう《よ》にも

（次頁へ続く）

もうけふ《きょう》おまへ《え》はわかれてしまふ《う》
(Ora《おら》 Orade《おらで》 Shitori《しとり》 egumo《えぐも》)
ほんた《と》うにけふ《きょう》おまへ《え》はわかれてしまふ《う》
あぁあのとざされた病室《びょうしつ》の
くらいびゃ《よ》うぶやかやのなかに
やさしくあを《お》じろく燃《も》えてゐ《い》る
わたくしのけなげないもうとよ
この雪《ゆき》はどこをえらば《ぼ》うにも
あんまりどこもまっしろなのだ
あんなおそろしいみだれたそらから
このうつくしい雪《ゆき》がきたのだ
　(うまれでくるたて
こんどはこたにわりやのごとばかりで

1分で読もう！

くるしまなあよにうまれてくる）
おまへ《え》がたべるこのふたわんのゆきに
わたくしはいまこころからいのる
どうかこれが天上《てんじょう》のアイスクリームになって
おまへ《え》とみんなとに聖《きよ》い資糧《しりょう》をもたらすやう《よ》に
わたくしのすべてのさいはひ《わい》をかけてねがふ《う》

第1回	第2回	第3回
分　秒	分　秒	分　秒

ここから
スタート

「告別《こくべつ》」

宮沢賢治《みやざわけんじ》

けれどもいまごろちやうどおまへの年《とし》ごろで
おまへの素質《そしつ》と力《ちから》をもつてゐるものは
町《まち》と村《むら》との一万人《いちまんにん》のなかになら
おそらく五人《ごにん》はあるだらう
それらのひとのどの人《ひと》もまたどのひとも
五年《ごねん》のあひだにそれを大抵無《たいていな》くすのだ
生活《せいかつ》のためにけづられたり
自分《じぶん》でそれをなくすのだ
すべての才《さい》や力《ちから》や材《ざい》といふものは

（次頁へ続く）

ひとにとゞ《ど》まるものでない
ひとさへ《え》ひとにとゞ《ど》まらぬ
云《い》は《わ》なかったが、
おれは四月《しがつ》はもう学校《がっこう》に居《い》ないのだ
恐《おそ》らく暗《くら》くけは《わ》しいみちをあるくだらう《ろ》
そのあとでおまへ《え》のいまのちからがにぶり
きれいな音《おと》の正《ただ》しい調子《ちょうし》とその明《あか》るさを失《うしな》って
ふたたび回復《かいふく》できないならば
おれはおまへ《え》をもう見《み》ない
なぜならおれは
すこしぐらゐ《い》の仕事《しごと》ができて
そいつに腰《こし》をかけてるやう《や》な

そんな多数《たすう》をいちばんいやにおもふ《う》のだ
もしもおまへ《え》が
よくきいてくれ
ひとりのやさしい娘《むすめ》をおもふ《う》や《よ》うになるそのとき
おまへ《え》に無数《むすう》の影《かげ》と光《ひかり》の像《ぞう》があらは《わ》れる
おまへ《え》はそれを音《おと》にするのだ
みんなが町《まち》で暮《くら》したり
一日《いちにち》あそんでゐ《い》るときに
おまへ《え》はひとりであの石原《いしはら》の草《くさ》を刈《か》る
そのさびしさでおまへ《え》は音《おと》をつくるのだ
多《おお》くの侮辱《ぶじょく》や窮乏《きゅうぼう》の
それらを噛《か》んで歌《うた》ふ《う》のだ

1分で読もう!

もしも楽器《がっき》がなかったら
いゝ《い》かおまへ《え》はおれの弟子《でし》なのだ
ちからのかぎり
そらいっぱいの
光《ひかり》でできたパイプオルガンを弾《ひ》くがいゝ《い》

第1回	第2回	第3回
分　秒	分　秒	分　秒

「檸檬《れもん》」1

梶井基次郎《かじいもとじろう》

一体《いったい》私《わたし》はあの檸檬《れもん》が好《す》きだ。レモンエロウの絵具《えのぐ》をチューブから搾《しぼ》り出《だ》して固《かた》めたようなあの単純《たんじゅん》な色《いろ》も、それからあの丈《たけ》の詰《つ》まった紡錘形《ぼうすいけい》の恰好《かっこう》も。――結局《けっきょく》私《わたし》はそれを一《ひと》つだけ買《か》うことにした。

それからの私《わたし》は何処《どこ》へどう歩《ある》いたのだろう。私《わたし》は長《なが》い間《あいだ》街《まち》を歩《ある》いていた。始終《しじゅう》私《わたし》の心《こころ》を圧《おさ》えつけていた不吉《ふきつ》な塊《かたまり》がそれを握《にぎ》った瞬間《しゅんかん》からいくらか弛《ゆる》んで来《き》たとみえて、私《わたし》は街《まち》の上《うえ》で非常《ひじょう》に幸福《こうふく》であった。

あんなに執拗《しつこ》かった憂鬱《ゆううつ》が、そんなものの一顆《いっか》で紛《まぎ》らされる

1分で読もう！

——或《ある》いは不審《ふしん》なことが、逆説的《ぎゃくせってき》な本当《ほんとう》であった。それにしても心《こころ》という奴《やつ》は何《なん》という不可思議《ふかしぎ》な奴《やつ》だろう。

その檸檬《れもん》の冷《つめ》たさはたとえようもなくよかった。その頃《ころ》私《わたし》は肺尖《はいせん》を悪《わる》くしていていつも身体《からだ》に熱《ねつ》が出《で》た。事実《じじつ》友達《ともだち》の誰彼《だれかれ》に私《わたし》の熱《ねつ》を見《み》せびらかす為《ため》に手《て》の握《にぎ》り合《あ》いなどをしてみるのだが、私《わたし》の掌《てのひら》が誰《だれ》のよりも熱《あつ》かった。その熱《あつ》い故《ゆえ》だったのだろう、握《にぎ》っている掌《てのひら》から身内《みうち》に浸《し》み透《とお》ってゆくようなその冷《つめ》たさは快《こころよ》いものだった。

第1回	第2回	第3回
分　秒	分　秒	分　秒

36

「檸檬《れもん》」2

梶井基次郎《かじいもとじろう》

そしてふかぶかと胸一杯《むねいっぱい》に匂《にお》やかな空気《くうき》を吸込《すいこ》めば、ついぞ胸《むね》一杯《いっぱい》に呼吸《こきゅう》したことのなかった私《わたし》の身体《からだ》や顔《かお》には温《あたたか》い血《ち》のほとぼりが昇《のぼ》って来《き》て何《なん》だか身内《みうち》に元気《げんき》が目覚《めざ》めて来《き》たのだった。

……

実際《じっさい》あんな単純《たんじゅん》な冷覚《れいかく》や触覚《しょっかく》や嗅覚《きゅうかく》や視覚《しかく》が、ずっと昔《むかし》からこればかり探《さが》していたのだと云《い》いたくなった程私《ほどわたし》にしっくりしたなんて私《わたし》は不思議《ふしぎ》に思《おも》える——それがあの頃《ころ》のことなんだから。

私《わたし》はもう往来《おうらい》を軽《かろ》やかに昂奮《こうふん》に弾《はず》んで、一種誇《いっしゅほこ》りかな気持《きもち》さえ感《かん》じながら、美的装束《びてきしょうぞく》をして街《まち》を濶歩《かっぽ》した詩人《しじん》のことなど思《おも》い

1分で読もう!

浮《うか》べては歩《ある》いていた。汚《よご》れた手拭《てぬぐい》の上《うえ》へ載《の》せてみたりマントの上《うえ》へあてがってみたりして色《いろ》の反映《はんえい》を量《はか》ったり、またこんなことを思《おも》ったり、

——つまりはこの重《おも》さなんだな。——

その重《おも》さこそ常《つね》づね私《わたし》が尋《たず》ねあぐんでいたもので、疑《うたが》いもなくこの重《おも》さは総《すべ》ての善《よ》いもの総《すべ》ての美《うつく》しいものを重量《じゅうりょう》に換算《かんさん》してきた重《おも》さであるとか、思《おも》いあがった諧謔《かいぎゃく》心《しん》からそんな馬鹿《ばか》げたことを考《かんが》えて見《み》たり——何《なに》がさて私《わたし》は幸福《こうふく》だったのだ。

何処《どこ》をどう歩《ある》いたのだろう、私《わたし》が最後《さいご》に立《た》ったのは丸善《まるぜん》の前《まえ》だった。平常《へいじょう》あんなに避《さ》けていた丸善《まるぜん》がその時《とき》の私《わたし》には易《やす》やすと入《はい》れるように思《おも》えた。

第1回 分 秒

第2回 分 秒

第3回 分 秒

ここから
スタート

37

「こころ」1

夏目《なつめ》漱石《そうせき》

「あなたは大胆《だいたん》だ」

「ただ真面目《まじめ》なんです。真面目《まじめ》に人生《じんせい》から教訓《きょうくん》を受《う》けたいのです」

「私《わたくし》の過去《かこ》を許《あば》いてもですか」

許《あば》くという言葉《ことば》が、突然《とつぜん》恐《おそ》ろしい響《ひび》きを以《もっ》て、私《わたくし》の耳《みみ》を打《う》った。私《わたくし》は今《いま》私《わたくし》の前《まえ》に坐《すわ》っているのが、一人《ひとり》の罪人《ざいにん》であって、不断《ふだん》から尊《そん》敬《けい》している先生《せんせい》でないような気《き》がした。先生《せんせい》の顔《かお》は蒼《あお》かった。

「あなたは本当《ほんとう》に真面目《まじめ》なんですか」と先生《せんせい》が念《ねん》を押《お》した。「私《わたくし》は過去《かこ》の因果《いんが》で、人《ひと》を疑《うたぐ》りつけている。だから実《じつ》はあなたも疑《うたぐ》っている。しかしどうもあなただけは疑《うたぐ》りたくない。あなたは疑《うたぐ》るには余《あま》りに単純《たんじゅん》すぎるようだ。私《わたくし》は死《し》ぬ前《まえ》にたった一人《ひとり》で好《い》いから、他《ひと》を信用《しんよう》して死《し》

1分で読もう！

にたいと思《おも》っている。あなたはそのたった一人《ひとり》になれますか。なってくれますか。あなたははらの底《そこ》から真面目《まじめ》ですか」

「もし私《わたくし》の命《いのち》が真面目《まじめ》なものなら、私《わたくし》の今《いま》いった事《こと》も真面目《まじめ》です」

私《わたくし》の声《こえ》は顫《ふる》えた。

「よろしい」と先生《せんせい》がいった。「話《はな》しましょう。私《わたくし》の過去《かこ》を残《のこ》らず、あなたに話《はな》して上《あ》げましょう。その代《かわ》り……。いやそれは構《かま》わない。しかし私《わたくし》の過去《かこ》はあなたに取《と》ってそれほど有益《ゆうえき》でないかも知《し》れませんよ。しかし聞《き》かない方《ほう》が増《まし》かも知《し》れませんよ。それから、——今《いま》は話《はな》せないんだから、そのつもりでいて下《くだ》さい。適当《てきとう》の時機《じき》が来《こ》なくっちゃ話《はな》さないんだから」

第1回

分　秒

第2回

分　秒

第3回

分　秒

38 「こころ」2

夏目漱石《なつめそうせき》

　私《わたくし》は倫理的《りんりてき》に生《うま》れた男《おとこ》です。また倫理的《りんりてき》に育《そだ》てられた男《おとこ》です。その倫理上《りんりじょう》の考《かんがえ》は、今《いま》の若《わか》い人《ひと》と大分違《だいぶちが》った所《ところ》があるかも知《し》れません。しかしどう間違《まちが》っても、私自身《わたくしじしん》のものです。間《ま》に合《あわ》せに借《か》りた損料着《そんりょうぎ》ではありません。だからこれから発達《はったつ》しようという貴方《あなた》には幾分《いくぶん》か参考《さんこう》になるだろうと思《おも》うのです。

　貴方《あなた》は現代《げんだい》の思想問題《しそうもんだい》について、よく私《わたくし》に議論《ぎろん》を向《む》けた事《こと》を記憶《きおく》しているでしょう。私《わたくし》のそれに対《たい》する態度《たいど》もよく解《わか》っているでしょう。私《わたくし》はあなたの意見《いけん》を軽蔑《けいべつ》までしなかったけれども、決《けっ》して尊敬《そんけい》を払《はら》い得《う》る程度《ていど》にはなれなかった。あなたの考《かんが》えには何《なん》らの背景《はいけい》もなかったし、あなたは自分《じぶん》の過去《かこ》を有《も》つには余《あま》りに若過《わかす》ぎたからです。

1分で読もう!

私《わたくし》は時々《ときどき》笑《わら》った。あなたは物足《ものたり》なそうな顔《かお》をちょいちょい私《わたくし》に見《み》せた。その極《きょく》あなたは私《わたくし》の過去《かこ》を絵巻物《えまきもの》のように、あなたの前《まえ》に展開《てんかい》してくれと逼《せま》った。私《わたくし》はその時心《ときこころ》のうちで、始《はじ》めて貴方《あなた》を尊敬《そんけい》した。あなたが無遠慮《ぶえんりょ》に私《わたくし》の腹《はら》の中《なか》から、或《ある》生《い》きたものを捕《つら》まえようという決心《けっしん》を見《み》せたからです。私《わたくし》の心臓《しんぞう》を立《た》ち割《わ》って、温《あたた》かく流《なが》れる血潮《ちしお》を啜《すす》ろうとしたからです。

その時私《ときわたくし》はまだ生《い》きていた。死《し》ぬのが厭《いや》であった。それで他日《たじつ》を約《やく》して、あなたの要求《ようきゅう》を斥《しりぞ》けてしまった。私《わたくし》は今自分《いまじぶん》で自分《じぶん》の心臓《しんぞう》を破《やぶ》って、その血《ち》をあなたの顔《かお》に浴《あび》せかけようとしているのです。私《わたくし》の鼓動《こどう》が停《とま》った時《とき》、あなたの胸《むね》に新《あた》らしい命《いのち》が宿《やど》る事《こと》が出来《でき》るなら満足《まんぞく》です。

第1回	第2回	第3回
分　秒	分　秒	分　秒

39

「こころ」3

夏目《なつめ》漱石《そうせき》

罪《つみ》のないKは穴《あな》だらけというよりむしろ明《あ》け放《はな》しと評《ひょう》するのが適当《てきとう》な位《くらい》に無用心《ぶようじん》でした。私《わたくし》は彼自身《かれじしん》の手《て》から、彼《かれ》の保管《ほかん》している要塞《ようさい》の地図《ちず》を受取《うけと》って、彼《かれ》の眼《め》の前《まえ》でゆっくりそれを眺《なが》める事《こと》が出来《でき》たも同《おな》じでした。

Kが理想《りそう》と現実《げんじつ》の間《あいだ》に彷徨《ほうこう》してふらふらしているのを発見《はっけん》した私《わたくし》は、ただ一打《ひとうち》で彼《かれ》を倒《たお》す事《こと》が出来《でき》るだろうという点《てん》にばかり眼《め》を着《つ》けました。そうしてすぐ彼《かれ》の虚《きょ》に付《つ》け込《こ》んだのです。

私《わたくし》は彼《かれ》に向《むか》って急《きゅう》に厳粛《げんしゅく》な改《あら》たまった態度《たいど》を示《しめ》し出《だ》しました。無論策略《むろんさくりゃく》からですが、その態度《たいど》に相応《そうおう》する位《くらい》な緊張《きんちょう》した気分《きぶん》も

1分で読もう！

あったのですから、自分《じぶん》に滑稽《こっけい》だの羞恥《しゅうち》だのを感《かん》ずる余裕《よゆう》はありませんでした。

私《わたくし》は先《ま》ず「精神的《せいしんてき》に向上心《こうじょうしん》のないものは馬鹿《ばか》だ」といい放《はな》ちました。これは二人《ふたり》で房州《ぼうしゅう》を旅行《りょこう》している際《さい》、Kが私《わたくし》に向《む》かって使《つか》った言葉《ことば》です。私《わたくし》は彼《かれ》の使《つか》った通《とお》りを、彼《かれ》と同《おな》じような口調《くちょう》で、再《ふたた》び彼《かれ》に投《な》げ返《かえ》したのです。

しかし決《けっ》して復讐《ふくしゅう》ではありません。私《わたくし》は復讐《ふくしゅう》以上《いじょう》に残酷《ざんこく》な意味《いみ》を有《も》っていたという事《こと》を自白《じはく》します。私《わたくし》はその一言《いちごん》でKの前《まえ》に横《よこ》たわる恋《こい》の行手《ゆくて》を塞《ふさ》ごうとしたのです。

第1回	第2回	第3回
分　秒	分　秒	分　秒

ここからスタート

「こころ」4

夏目《なつめ》漱石《そうせき》

私《わたくし》は暗示《あんじ》を受《う》けた人《ひと》のように、床《とこ》の上《うえ》に肱《ひじ》を突《つ》いて起《お》き上《あが》りながら、屹《きっ》とKの室《へや》を覗《のぞ》きました。洋燈《ランプ》が暗《くら》く点《とも》っているのです。それで床《とこ》も敷《し》いてあるのです。しかし掛蒲団《かけぶとん》は跳返《はねかえ》されたように裾《すそ》の方《ほう》に重《かさ》なり合《あ》っているのです。そうしてK自身《じしん》は向《むこ》うむきに突《つ》ッ伏《ぷ》しているのです。

私《わたくし》はおいといって声《こえ》を掛《か》けました。しかし何《なん》の答《こたえ》もありません。おいどうかしたのかと私《わたくし》はまたKを呼《よ》びました。それでもKの身体《からだ》は些《ちっ》とも動《うご》きません。私《わたくし》はすぐ起《お》き上《あが》って、敷居際《しきいぎわ》まで行《い》きました。其所《そこ》から彼《かれ》の室《へや》の様子《ようす》を、暗《くら》い洋燈《ランプ》の光《ひかり》で見廻《みまわ》して見《み》ました。

その時《とき》私《わたくし》の受《う》けた第一《だいいち》の感《かん》じは、Kから突然恋《とつぜんこい》の自白《じはく》を聞《き》かされた時《とき》のそれとほぼ同《おな》じでした。私《わたくし》の眼《め》は彼《かれ》の室《へや》の中《なか》を一目《ひとめ》見《み》るや否《いな》や、あたかも硝子《ガラス》で作《つく》った義眼《ぎがん》のように、動《うご》く能力《のうりょく》を失《うしな》いました。私《わたくし》は棒立《ぼうだち》に立竦《たちすく》みました。それが疾風《しっぷう》の如《ごと》く私《わたくし》を通過《つうか》したあとで、私《わたくし》はまたああ失策《しま》ったと思《おも》いました。もう取《と》り返《かえ》しが付《つ》かないという黒《くろ》い光《ひかり》が、私《わたくし》の未来《みらい》を貫《つら》ぬいて、一《いっ》瞬間《しゅんかん》に私《わたくし》の前《まえ》に横《よこた》わる全生涯《ぜんしょうがい》を物凄《ものすご》く照《て》らしました。そうして私《わたくし》はがたがた顫《ふる》え出《だ》したのです。

第1回	第2回	第3回
分　秒	分　秒	分　秒

ここからスタート

41

「ハムレット」

シェイクスピア
福田恆存《ふくだつねあり》／訳《やく》

生《せい》か、死《し》か、それが疑問《ぎもん》だ、どちらが男《おとこ》らしい生《い》きかたか、じっと身《み》を伏《ふ》せ、不法《ふほう》な運命《うんめい》の矢弾《やだま》を堪《た》え忍《しの》ぶのと、それとも剣《けん》をとって、押《お》しよせる苦難《くなん》に立《た》ち向《むか》い、とどめを刺《さ》すまであとには引《ひ》かぬのと、一体《いったい》どちらが。

いっそ死《し》んでしまったほうが。死《し》は眠《ねむ》りにすぎぬ——それだけのことではないか。眠《ねむ》りに落《お》ちれば、その瞬間《しゅんかん》、一切《いっさい》が消《き》えてなくなる、胸《むね》を痛《いた》める憂《うれ》いも、肉体《にくたい》につきまとう数々《かずかず》の苦《くる》しみも。願《ねが》ってもないさいわいというもの。死《し》んで、眠《ねむ》って、ただそれだけなら！

1分で読もう！

眠《ねむ》って、いや、眠《ねむ》れば、夢《ゆめ》も見《み》よう。それがいやだ。この生《せい》の形骸《けいがい》から脱《だっ》して、永遠《えいえん》の眠《ねむ》りについて、ああ、それからどんな夢《ゆめ》に悩《なや》まされるか、誰《だれ》もそれを思《おも》うと――いつまでも執着《しゅうちゃく》が残《のこ》る、こんなみじめな人生《じんせい》にも。さもなければ、誰《だれ》が世《よ》のとげとげしい非難《ひなん》の鞭《むち》に堪《た》え、権力者《けんりょくしゃ》の横暴《おうぼう》や驕《おご》れるものの蔑《さげす》みを、黙《だま》って忍《しの》んでいるものか。

不実《ふじつ》な恋《こい》の悩《なや》み、誠意《せいい》のない裁判《さいばん》のまどろこしさ、小役人《こやくにん》の横《おう》柄《へい》な人《ひと》あしらい、総《そう》じて相手《あいて》の寛容《かんよう》をいいことに、のさばりかえる小人輩《しょうじんばら》の傲慢無礼《ごうまんぶれい》、おお、誰《だれ》が、好《す》き好《この》んで奴《やつ》らの言《い》いなりになっているものか。その気《き》になれば、短剣《たんけん》の一突《ひとつ》きで、いつでもこの世《よ》におさらば出来《でき》るではないか。

第1回 分 秒

第2回 分 秒

第3回 分 秒

ここから
スタート

42

「名人伝《めいじんでん》」

中島敦《なかじまあつし》

紀昌《きしょう》はさっそく師《し》のもとに赴《おもむ》いてこれを報《ほう》ずる。飛衛《ひえい》は高蹈《こうとう》して胸《むね》をうち、はじめて「出《で》かしたぞ」と褒《ほ》めた。そうして、ただちに射術《しゃじゅつ》の奥義秘伝《おうぎひでん》を剰《あま》すところなく紀昌《きしょう》に授《さず》けはじめた。

目《め》の基礎訓練《きそくんれん》に五年《ごねん》もかけた甲斐《かい》があって紀昌《きしょう》の腕前《うでまえ》の上達《じょうたつ》は、驚《おどろ》くほど速《はや》い。

奥義伝授《おうぎでんじゅ》が始《はじ》まってから十日《とおか》ののち、試《こころ》みに紀昌《きしょう》が百歩《ひゃっぽ》を隔《へだ》てて柳葉《やなぎば》を射《い》るに、すでに百発百中《ひゃっぱつひゃくちゅう》である。二十日《はつか》ののち、いっぱいに水《みず》を湛《たた》えた盃《さかずき》を右肱《みぎひじ》の上《うえ》に載《の》せて剛弓《ごうきゅう》を引《ひ》くに、狙《ねら》いに狂《くる》いのないのはもとより、杯中《はいちゅう》の水《みず》も微動《びどう》だにしない。

1分で読もう！

一月《ひとつき》ののち、百本《ひゃっぽん》の矢《や》をもって速射《そくしゃ》を試《こころ》みたところ、第一矢《だいいっし》が的《まと》に中《あた》れば、続《つづ》いて飛来《とびき》たった第二矢《だいにし》は誤《あやま》たず第一矢《だいいっし》の括《やはず》に中《あた》って突《つ》き刺《さ》さり、さらに間髪《かんはつ》を入《い》れず第三矢《だいさんし》の鏃《やじり》が第二矢《だいにし》の括《やはず》にガッシと喰《く》い込《こ》む。矢矢相属《ししあいしょく》し、発発相及《はつはつあいおよ》んで、後矢《こうし》の鏃《やじり》は必《かなら》ず前矢《ぜんし》の括《やはず》に喰入《くいい》るがゆえに、絶《た》えて地《ち》に墜《お》ちることがない。瞬《またた》くうちに、百本《ひゃっぽん》の矢《や》は一本《いっぽん》のごとくに相連《あいつら》なり、的《まと》から一《いっ》直線《ちょくせん》に続《つづ》いたその最後《さいご》の括《やはず》はなお弦《げん》を銜《ふく》むがごとくに見《み》える。そばで見《み》ていた師《し》の飛衛《ひえい》も思《おも》わず「善《よ》し！」と言《い》った。

第1回	第2回	第3回
分　秒	分　秒	分　秒

「福翁自伝《ふくおうじでん》」

福沢諭吉《ふくざわゆきち》

しからば何《なん》のために苦学《くがく》するかといえば一寸《ちょい》と説明《せつめい》はない。前《ぜん》途《と》自分《じぶん》の身体《からだ》は如何《どう》なるであろうかと考《かんが》えたこともなければ、名《な》を求《もと》める気《き》もない。名《な》を求《もと》めぬどころか、蘭学書生《らんがくしょせい》といえば世間《せけん》に悪《わる》く言《い》われるばかりで、既《すで》に已《すで》に焼《や》けに成《な》っている。

ただ昼夜《ちゅうや》苦《くる》しんで六《むつ》かしい原書《げんしょ》を読《よ》んで面白《おもしろ》がっているようなもので、実《じつ》に訳《わ》けのわからぬ身《み》の有様《ありさま》とは申《もう》しながら、一歩《いっぽ》を進《すす》めて当時《とうじ》の書生《しょせい》の心《こころ》の底《そこ》を叩《たた》いてみれば、おのずから楽《たの》しみがある。

これを一言《いちげん》すれば——西洋日進《せいようにっしん》の書《しょ》を読《よ》むことは日本国中《にっぽんこくじゅう》の

1分で読もう!

人《ひと》に出来《でき》ないことだ、自分《じぶん》たちの仲間《なかま》に限《かぎ》って斯様《こん》なことが出来《でき》る、貧乏《びんぼう》をしても難渋《なんじゅう》をしても、粗衣粗食《そいそしょく》、一見看《いっけんみ》る影《かげ》もない貧書生《ひんしょせい》でありながら、智力思想《ちりょくしそう》の活発高尚《かっぱつこうしょう》なることは王侯貴人《おうこうきじん》も眼下《がんか》に見下《みくだ》すという気位《きぐらい》で、ただ六《むつ》かしければ面白《おもしろ》い、苦中《くちゅう》有楽《うらく》、苦即楽《くそくらく》という境遇《きょうぐう》であったと思《おも》われる。

たとえばこの薬《くすり》は何《なに》に利《き》くか知《し》らぬけれども、自分《じぶん》たちより外《ほか》にこんな苦《にが》い薬《くすり》を能《よ》く呑《の》む者《もの》はなかろうという見識《けんしき》で、病《やまい》の在《あ》るところも問《と》わずに、ただ苦《にが》ければもっと呑《の》んでやるというくらいの血気《けっき》であったに違《ちが》いはない。

第1回	第2回	第3回
分　秒	分　秒	分　秒

44 「平家物語《へいけものがたり》」1

祇園精舎《ぎおんしょうじゃ》の鐘《かね》の声《こえ》、諸行無常《しょぎょうむじょう》の響《ひびき》あり。娑羅双樹《しゃらそうじゅ》の花《はな》の色《いろ》、盛者必衰《じょうしゃひっすい》のことわりをあらはす。おごれる人《ひと》も久《ひさ》しからず、唯《ただ》春《はる》の夜《よ》の夢《ゆめ》のごとし。たけき者《もの》も遂《つい》にはほろびぬ、偏《ひとえ》に風《かぜ》の前《まえ》の塵《ちり》に同《おな》じ。

遠《とお》く異朝《いちょう》をとぶらへ《え》ば、秦《しん》の趙高《ちょうこう》・漢《かん》の王莽《おうもう》・梁《りょう》の周伊《しゅうい》・唐《とう》の禄山《ろくさん》、是等《これら》は皆旧主先皇《みなきゅうしゅせんこう》の政《まつりごと》にも従《したが》はず、楽《たのし》みをきはめ、諫《いさめ》をも思《おも》ひいれず、天下《てんが》の乱《みだ》れむ事《こと》をさとらずして、民間《みんかん》の愁《うれう》る所《ところ》を知《し》らざッしかば、久《ひさ》しからずして、亡《ぼう》じにし者《もの》ども也《なり》。

近《ちか》く本朝《ほんちょう》をうかゞふ《がう》に、承平《しょうへい》の将門《まさかど》・天慶《てんぎょう》の純友《すみとも》・康和《こうわ》の義《ぎ》

1分で読もう！

親《しん》・平治《へいじ》の信頼《のぶより》、此等《これら》は奢《おご》れる心《こころ》もたけき事《こと》も、皆《みな》とりゞ《どり》にこそありしかども、まぢかくは、六波羅《ろくはら》の入道前太政大臣平《にゅうどうさきのだいじょうだいじんたいらの》朝臣清盛公《あつそんきよもりこう》と申《もう》し人《ひと》のありさま、伝《つたえ》うけ給《たまわ》るこそ、心《こころ》も詞《ことば》も及《およ》ばれね。

第１回

分　秒

第２回

分　秒

第３回

分　秒

ここから
スタート

45

「平家物語《へいけものがたり》」2

熊谷涙《くまがえなみだ》をおさへ《え》て申《もう》しけるは、

「たすけまゐ《い》らせんとは存候《ぞんじそうろ》へ《え》ども、御方《みかた》の軍兵《ぐんぴょう》、雲霞《うんか》のごとく候《そうろう》。よものがれさせ給《たま》は《わ》じ。人手《ひとで》にかけまゐ《い》らせんより、同《おな》じくは直実《なおざね》が手《て》にかけまゐ《い》らせて、後《のち》の御孝養《おんきょうよう》をこそ仕候《つかまりつそうろう》は《わ》め」と申《もう》しければ、

「たゞ《だ》とく／＼《とく》頸《くび》を取《と》れ」とぞのたまひ《い》ける。

熊谷《くまがえ》あまりにいとほ《お》しくて、いづ《ず》くに刀《かたな》をたつべしともおぼえず、目《め》もくれ心《こころ》も消《き》えはてて、前後不覚《ぜんごふかく》におぼえけれども、さてしもあるべき事《こと》ならねば、なく／＼《なく》頸《くび》をぞかいてンげる。

1分で読もう!

「あはれ《わ》、弓矢《ゆみや》とる身《み》ほど口惜《くちおし》かりけるものはなし。武芸《ぶげい》の家《いえ》に生《うま》れずは、何《なに》とてかゝ《か》る憂《う》き目《め》をば見《み》るべき。なさけな《の》うも討《う》ちたてまつるものかな」とかきくどき、袖《そで》をかほ《お》におしあてて、さめ〴〵《ざめ》とぞなきゐ《い》たる。

良久《ややひさ》しうあッて、さてもあるべきならねば、よろい直垂《ひたたれ》をとッて、頸《くび》をつゝ《つ》まんとしけるに、錦袋《にしきのふくろ》にいれたる笛《ふえ》をぞ、腰《こし》にさゝ《さ》れたる。

第1回	第2回	第3回
分　秒	分　秒	分　秒

「平家物語《へいけものがたり》」3

与一《よいち》、目《め》をふさいで、

「南無八幡大菩薩《なむはちまんだいぼさつ》、我国《わがくに》の神明《しんめい》、日光権現《にっこうのごんげん》・宇都宮《うつのみや》・那須《なす》のゆぜん大明神《だいみょうじん》、願《ねがわ》くはあの扇《おうぎ》のまンなか躬《い》させてたばせ給《たま》へ《え》。これを躬《い》そんずる物《もの》ならば、弓《ゆみ》きりを《お》り自害《じがい》して、人《ひと》に二《ふた》たび面《おもて》をむかふ《う》べからず。いま一度《いちど》本国《ほんごく》へむかへ《え》んとおぼしめさば、この矢《や》はづ《ず》させ給《たも》ふ《う》な」

と、心《こころ》のうちに祈念《きねん》して、目《め》を見《み》ひらひ《い》たれば、風《かぜ》もすこし吹《ふき》よは《わ》り、扇《おうぎ》も躬《い》よげにぞなッたりける。

与一《よいち》、鏑《かぶら》をとッてつがひ《い》、よッぴいてひや《よ》うどはなつ。小兵《こひょう》

1分で読もう！

といふ《う》ぢ《じ》ゃ《ょ》う十二束三《じゅうにそくみつ》ぶせ、弓《ゆみ》はつよし、浦《うら》ひゞ《び》く程《ほど》ながなりして、あやまたず扇《おうぎ》のかなめぎはは一寸《いっすん》ばかりおいて、ひィふっとぞ躬《い》きッたる。

鏑《かぶら》は海《うみ》へ入《いり》ければ、扇《おうぎ》は空《そら》へぞあがりける。しばしは虚空《こくう》にひらめきけるが、春風《はるかぜ》に一《ひと》もみ二《ふた》もみもまれて、海《うみ》へさッとぞ散《ち》ッたりける。

夕日《せきじつ》のかゝ《か》やいたるに、みな紅《ぐれない》の扇《おうぎ》の日出《ひいだ》したるが、しら浪《なみ》のうへ《え》にたゞ《だ》よひ《い》、うきぬ沈《しず》みぬゆられければ、奥《おき》には平家《へいけ》、ふなばたをたゝ《た》いて感《かん》じたり。陸《くが》には源氏《げんじ》、えびらをたゝ《た》いてどよめきけり。

第1回	第2回	第3回
分　秒	分　秒	分　秒

「氷川清話《ひかわせいわ》」

勝《かつ》 海《かい》舟《しゅう》

当日《とうじつ》のおれは、羽織袴《はおりはかま》で馬《うま》に乗《の》り、従者一人《じゅうしゃひとり》つれたばかりで、薩摩屋敷《さつまやしき》へでかけた。

まず一室《いっしつ》へ案内《あんない》せられて、しばらく待《ま》っていると、西郷《さいごう》は庭《にわ》の方《ほう》から、古洋服《こようふく》に薩摩風《さつまふう》の引《ひ》っ切《き》り下駄《げた》をはいて、例《れい》の熊次郎《くまじろう》という忠僕《ちゅうぼく》を従《したが》え、平気《へいき》な顔《かお》で出《で》てきて、「これは実《じつ》に遅刻《ちこく》しまして失礼《しつれい》」と挨拶《あいさつ》しながら座敷《ざしき》にとおった。そのようすは、少《すこ》しも一大事《いちだいじ》を前《まえ》に控《ひか》えたものとは思《おも》われなかった。

さて、いよいよ談判《だんぱん》になると、西郷《さいごう》は、おれのいうことを一々《いちいち》信用《しんよう》してくれ、その間一点《かんいってん》の疑問《ぎもん》もはさまなかった。

1分で読もう！

「いろいろむつかしい議論《ぎろん》もありましょうが、私《わたし》が一身《いっしん》にかけてお引《ひ》き受《う》けします」

西郷《さいごう》のこの一言《ひとこと》で、江戸《えど》百万《ひゃくまん》の生霊《せいれい》も、その生命《せいめい》と財産《ざいさん》とを保《たも》つことができ、また徳川氏《とくがわし》もその滅亡《めつぼう》を免《まぬが》れたのだ。もしこれが他人《たにん》であったら、いやあなたのいうことは、自家撞着《じかどうちゃく》だとか、言行不一致《げんこうふいっち》だとか、たくさんの兇徒《きょうと》があのとおり処々《しょしょ》に屯集《とんしゅう》しているのに、恭順《きょうじゅん》の実《じつ》はどこにあるかとか、いろいろうるさく責《せ》めたてるに違《ちが》いない。万一《まんいち》そうなると、談判《だんぱん》はたちまち破裂《はれつ》だ。

しかし西郷《さいごう》はそんなやぼはいわない。その大局《たいきょく》を達観《たっかん》して、しかも果断《かだん》に富《と》んでいたには、おれも感心《かんしん》した。

第1回	第2回	第3回
分　秒	分　秒	分　秒

「五重塔《ごじゅうのとう》」

幸田露伴《こうだろはん》

材《き》を釿《はつ》る斧《よき》の音《おと》、板削《いたけず》る鉋《かんな》の音《おと》、孔《あな》を鑿《ほ》るやら釘打《くぎう》つやら丁々《ちょうちょう》かち〱《かち》響《ひびき》忙《せわ》しく、木片《こっぱ》は飛《と》んで疾風《しっぷう》に木《こ》の葉《は》の翻《ひるがえ》るが如《ごと》く、鋸屑《おがくず》舞《ま》って晴天《せいてん》に雪《ゆき》の降《ふ》る感応寺《かんのうじ》境内《けいだい》普請場《ふしんば》の景況《ありさま》賑《にぎ》やかに、

紺《こん》の腹掛《はらがけ》頸筋《くびすじ》に喰《く》ひ込《こ》むやうなを懸《か》けて小胯《こまた》の切《き》り上《あ》がった股《もも》引《ひき》いなせに、つっかけ草履《ぞうり》の勇《いさ》み姿《すがた》、さも怜悧気《りこうげ》に働《はたら》くもあり、汚《よご》れ手拭《てぬぐい》肩《かた》にして日当《ひあた》りの好《よ》き場所《ばしょ》に蹲踞《しゃが》み、悠々然《ゆうゆうぜん》と鑿《のみ》を砺《と》ぐ衣服《なり》の垢穢《きたな》き爺《じじ》もあり、道具《どうぐ》捜《さが》しにまごつく小童《わっぱ》、頻《しき》りに木《き》を挽割《ひく》日傭取《ひようと》り、人《ひと》さまざまの骨折《ほねお》り気遣《きづか》ひ、汗《あせ》かき息張《いきば》るその中《なか》

1分で読もう!

に、
　総棟梁《そうとうりょう》ののっそり十兵衛《じゅうべえ》、皆《みな》の仕事《しごと》を監督《みまわ》りかたがた、墨壺《すみつぼ》墨《すみ》さし矩尺《かね》もって胸三寸《むねさんずん》にある切組《きりくみ》を実物《じつぶつ》にする指図命令《さしずいいつけ》。斯様《こう》截《き》れ彼様《ああ》穿《ほ》れ、此処《ここ》を何様《どう》して何様《どう》やって其処《そこ》に是《これ》だけ勾配《こうばいも》有たせよ、孕《はら》みが何寸凹《なんすんくぼ》みが何分《なんぶ》と口《くち》でも知《し》らせ墨縄《なわ》でもいは《わ》せ、面倒《めんどう》なるは板片《いたきれ》に矩尺《かね》の仕様《しよう》を書《か》いても示《しめ》し、鵜《う》の目鷹《めたか》の目《め》油断《ゆだん》なく必死《ひっし》となりて自《みずか》ら励《はげ》み、今《いま》しも一人《ひとり》の若佼《わかもの》に彫物《ほりもの》の画《え》を描《か》き与《や》らんと余念《よねん》もなしにゐ《い》しところへ、野猪《いのしし》よりもなほ疾《おはや》く塵土《ほこり》を蹴立《けた》てて飛《と》び来《き》し清吉《せいきち》。

第1回

分　秒

第2回

分　秒

第3回

分　秒

「舞姫《まいひめ》」

森鷗外《もりおうがい》

エリスは打笑《うちえ》みつつこれを指《ゆびさ》して、「何《なん》とか見玉《みたも》ふ、この心《こころ》がまへ《え》を。」といひつつ一《ひと》つの木綿《もめん》ぎれを取上《とりあ》ぐるを見《み》れば襁褓《むつき》なりき。「わが心《こころ》の楽《たの》しさを思《おも》ひ《い》玉《たま》へ《え》。産《うま》れん子《こ》は君《きみ》に似《に》て黒《くろ》き瞳子《ひとみ》をや持《も》ちたらん。この瞳子《ひとみ》。嗚呼《ああ》、夢《ゆめ》にのみ見《み》しは君《きみ》が黒《くろ》き瞳子《ひとみ》なり。産《うま》れたらん日《ひ》には君《きみ》が正《ただ》しき心《こころ》にて、よもあだし名《な》をばなのらせ玉《たま》は《わ》じ。」

彼《かれ》は頭《こうべ》を垂《た》れたり。「穉《おさな》しと笑《わら》ひ《い》玉《たま》は《わ》んが、寺《てら》に入《はい》らん日《ひ》はいかに嬉《うれ》しからまし。」見上《みあ》げたる目《め》には涙《なみだ》満ちたり。

二三日《にさんにち》の間《あいだ》は大臣《だいじん》をも、たびの疲《つか》れやおは《わ》さんとて敢《あえ》て訪《とぶ》らは《わ》

❶分で読もう！

ず、家《いえ》にのみ籠《こも》り居《い》しが、或《あ》る日《ひ》の夕暮《ゆうぐれ》使《つかい》して招《まね》かれぬ。往《ゆ》きて見《み》れば待遇殊《たいぐうこと》にめでたく、魯西亜《ろしあ》行《ゆき》の労《ろう》を問《と》ひ《い》慰《なぐさ》めて後《のち》、われと共《とも》に東《ひんがし》にかへ《え》る心《こころ》なきか、君《きみ》が学問《がくもん》こそわが測《はか》り知《し》る所《ところ》ならね、語学《ごがく》のみにて世《よ》の用《よう》には足《た》りなむ《ん》、滞留《たいりゅう》の余《あま》りに久《ひさ》しければ、様々《さまざま》の係累《けいるい》もやあらんと、相沢《あいざわ》に問《と》ひ《い》しに、さることなしと聞《き》きて落居《おちい》たりと宣《のたま》ふ《う》。其気色《そのけしき》辞《いな》むべくもあらず。あなやと思《おも》ひ《い》しが、流石《さすが》に相沢《あいざわ》の言《げん》を偽《ぎ》なりともいひ《い》難《がた》きに、若《も》しこの手《て》にしも縋《すが》らずば、本国《ほんごく》をも失《うしな》ひ《い》、名誉《めいよ》を挽《ひ》きかへ《え》さん道《みち》をも絶《た》ち、身《み》はこの広漠《こうばく》たる欧洲大都《おうしゅうだいと》の人《ひと》の海《うみ》に葬《ほうむ》られんかと思《おも》ふ《う》念《ねん》、心頭《しんとう》を衝《つ》いて起《おこ》れり。嗚呼《ああ》、何等《なんら》の特操《とくそう》なき心《こころ》ぞ、「承《うけたまわ》はり侍《はべ》り」と応《こた》へ《え》たるは。

第1回	第2回	第3回
分　秒	分　秒	分　秒

「徒然草《つれづれぐさ》」

兼好《けんこう》

真乗院《しんじょういん》に、盛親僧都《じょうしんそうず》とて、やんごとなき智者《ちしゃ》ありけり。芋頭《いもがしら》といふ《う》物《もの》を好《この》みて、多《おお》く食《く》ひ《い》けり。談義《だんぎ》の座《ざ》にても、大《おお》きなる鉢《はち》にうづ《ず》たかく盛《も》りて、膝元《ひざもと》に置《お》きつゝ《つ》、食《く》ひ《い》ながら、文《ふみ》をも読《よ》みけり。

患《わずら》ふ《う》事《こと》あるには、七日《なぬか》・二七日《ふたなぬか》など、療治《りょうじ》とて籠《こも》り居《い》て、思《おも》ふ《う》や《よ》うに、よき芋頭《いもがしら》を選《えら》びて、ことに多《おお》く食《く》ひ《い》て、万《よろず》の病《やまい》を癒《いや》しけり。人《ひと》に食《く》は《わ》する事《こと》なし。たゞ《だ》ひとりのみぞ食《く》ひ《い》ける。

極《きわ》めて貧《まず》しかりけるに、師匠《ししょう》、死《し》にさまに、銭《ぜに》二百貫《にひゃっかん》と坊《ぼう》ひとつを譲《ゆず》りたりけるを、坊《ぼう》を百貫《ひゃっかん》に売《う》りて、かれこれ三万疋《さんまんびき》を

①分で読もう！

芋頭《いもがしら》の銭《あし》と定《さだ》めて、京《きょう》なる人《ひと》に預《あず》け置《お》きて、十貫《じっかん》づ《ず》つ取《と》り寄《よ》せて、芋頭《いもがしら》を乏《とも》しからず召《め》しけるほどに、また、他用《ことよう》に用《もち》ゐ《い》ることなくて、その銭皆《あしみな》に成《な》りにけり。「三百貫《さんびゃっかん》の物《もの》を貧《まず》しき身《み》にまう《も》けて、かく計《はか》らひ《い》ける、まことに有《あ》り難《がた》き道心者《どうしんじゃ》なり」とぞ、人申《ひともう》しける。

この僧都《そうず》、或法師《あるほうし》を見《み》て、しろうるりといふ《う》名《な》をつけたりけり。「とは、何物《なにもの》ぞ」と人《ひと》の問《と》ひ《い》ければ、「さる物《もの》を我《われ》も知《し》らず。若《も》しあらましかば、この僧《そう》の顔《かお》に似《に》てん」とぞ言《い》ひ《い》ける。

第１回	第２回	第３回
分　秒	分　秒	分　秒

「源氏物語《げんじものがたり》」

紫式部《むらさきしきぶ》

いづれのおほ《お》ん時《とき》にか女御《にょうご》更衣《こうい》あまた侍ひ《さぶらい》給ひ《たまい》けるなかに、いとやむ《ん》ごとなききは《わ》にはあらぬが、すぐれて時《とき》めき給ふ《たもう》、ありけり。はじめよりわれはと思ひ《おもい》あがり給へ《たまえ》る御《おん》かたゞ《がた》、めざましきものにおとしめそねみ給ふ《たもう》。

同《おな》じほど、それより下﨟《げろう》の更衣《こうい》たちは、まして安《やす》からず、あさゆふ《う》の宮仕へ《みやづかえ》につけても、人《ひと》の心《こころ》をのみ動《うご》かし、恨《うら》みを負ふ《おう》つもりにやありけむ《ん》、いとあつしくなりゆき、もの心《ごころ》ぼそげに里《さと》がちなるを、いよ〳〵《いよ》あかずあは《わ》れなるものに思ほ《おもお》して、人《ひと》のそしりをもえはゞ《ば》からせ給は《たまわ》ず、世《よ》のためしにもなりぬべき御《おん》もてなしなり。

かんだちめ、うへ《え》人《びと》なども、あいなく目《め》をそばめつゝ《つ》、いとまばゆき

1分で読もう!

人《ひと》の御《おん》おぼえなり。

もろこしにも、かゝ《か》る事《こと》の起《お》こりにこそ、世《よ》も乱《みだ》れ、あしかりけれ、と、やう〳〵《ようよう》、あめのしたにも、あぢ《じ》きな《の》う、人《ひと》のもてなやみぐさになりて、楊貴妃《ようきひ》のためしも、ひきいでつべくなりゆくに、いとはしたなきこと多《おお》かれど、かたじけなき御心《おんこころ》ばへ《え》のたぐひ《い》なきを頼《たの》みにてまじらひ《い》給《たも》ふ《う》。

第1回

分　秒

第2回

分　秒

第3回

分　秒

ここからスタート

52

「枕草子《まくらのそうし》」

清少納言《せいしょうなごん》

春《はる》はあけぼの。やうやう《よよ》しろくなり行《ゆ》く、山《やま》ぎは《わ》すこしあかりて、むらさきだちたる雲《くも》のほそくたなびきたる。

夏《なつ》はよる。月《つき》の頃《ころ》はさらなり、やみもなほ《お》、ほたるの多く飛《と》びちがひ《い》たる。また、ただひとつふたつなど、ほのかにうちひかりて行《ゆ》くもをか《お》し。雨《あめ》など降《ふ》るもをか《お》し。

秋《あき》は夕暮《ゆうぐれ》。夕日《ゆうひ》のさして山《やま》のはいとちかう《こ》なりたるに、からすのねどころへ行《い》くとて、みつよつ、ふたつみつなどとびいそぐさへ《え》あはれ《わ》なり。まいて雁《かり》などのつらねたるが、いとちひ《い》さくみゆるはいとをか《お》し。日入《ひい》りはてて、風《かぜ》の音《おと》、むしのねなど、はたい

①分で読もう!

ふべきにあらず。

冬《ふゆ》はつとめて。雪《ゆき》の降《ふ》りたるはいふべきにもあらず、霜《しも》のいと白きも、またさらでもいと寒《さむ》きに、火《ひ》などいそぎおこして、炭《すみ》もてわたるもいとつきづきし。昼《ひる》になりて、ぬるくゆるびもていけば、火《ひ》桶《おけ》の火《ひ》もしろき灰《はい》がちになりてわろし。

第1回 分 秒

第2回 分 秒

第3回 分 秒

53

「たけくらべ」

樋口一葉《ひぐちいちよう》

廻《まわ》れば大門《おおもん》の見返《みかえ》り柳《やなぎ》いと長《なが》けれど、お歯《は》ぐろ溝《どぶ》に燈火《ともしび》うつる三階《さんがい》の騒《さわ》ぎも手《て》に取《と》る如《ごと》く、明《あ》けくれなしの車《くるま》の行来《ゆきき》にはかり知《し》られぬ全盛《ぜんせい》をうらなひて、大音寺前《だいおんじまえ》と名《な》は仏《ほとけ》くさけれど、さりとは陽気《ようき》の町《まち》と住《す》みたる人《にん》の申《もうし》き、三嶋神社《みしまさま》の角《かど》をまがりてより是《こ》れぞと見《み》ゆる大厦《いえ》もなく、かたぶく軒端《のきば》の十軒長屋《じっけんながや》二十軒長《にじっけんなが》や、商《あきな》ひはかつふつ利《き》かぬ処《ところ》とて半《なかば》さしたる雨戸《あまど》の外《そと》に、あやしき形《なり》に紙《かみ》を切《き》りなして、胡粉《ごふん》ぬりくり彩色《さいしき》のある田楽《でんがく》みるやう、裏《うら》にはりたる串《くし》のさまもをかし、一軒《いっけん》ならず二軒《にけん》ならず、朝日《あさひ》に干《ほ》して夕日《ゆうひ》に仕舞《しまう》ふ手当《てあて》ことゞ《ご》

1分で読もう!

〵《と》しく、一家内《いっかない》これにかゝ《か》りて夫《そ》れは何《なに》ぞと問《と》ふに、知《し》らずや霜《しも》月酉《つきとり》の日例《ひれい》の神社《じんじゃ》に欲深様《よくふかさま》のかつぎ給《たもう》ふ是《こ》れぞ熊手《くまで》の下《した》ごしらへ《え》といふ《う》、正月門松《しょうがつかどまつ》とりすつるよりかゝ《か》りて、一年《いちねん》うち通《どお》しの夫《そ》れは誠《まこと》の商買人《しょうばいにん》

第1回	第2回	第3回
分　　秒	分　　秒	分　　秒

「古事記《こじき》」1

臣《やつかれ》安萬侶《やすまろ》言《まお》す。夫《そ》れ混元《まろかれたるもの》既《すで》に凝《こ》りて、気象《いきかたち》効《あらわ》れず、名《な》も無《な》く為《わざ》も無《な》く、誰《たれ》か其《そ》の形《かたち》を知《し》らむ《ん》。然《しか》れども乾坤《あめつち》初《はじ》めて分《わ》かれて参神《みはしらのかみ》造化《あめ》の首《はじめ》と作《な》り、陰陽《めお》斯《ここ》に開《ひら》けて、二霊《ふたはしらのかみ》羣品《よろず》の祖《おや》と為《な》れり。

所以《このゆえ》に幽《よもつくに》と顕《うつしくに》に出《い》で入《い》り、日《ひのかみ》と月《つきのかみ》、目《め》を洗《あら》ふ《う》に彰《あらわ》れ、海水《うしお》に浮《う》き沈《しず》みて神《あまつかみ》と祇《くにつかみ》、身《み》を滌《すす》くに呈《あらわ》る。故《かれ》、太素《はじめのかたち》は杳冥《ほのか》なれども本《もと》つ教《おしえ》へに因《よ》りて土《くに》を孕《はら》み嶋《しま》を産《う》みし時《とき》を識《し》り、元始《あめつちのはじめ》は綿邈《とほ》けれども先《さき》の聖《ひじり》に頼《よ》りて神《かみ》を生《う》み人《ひと》を立《た》てし世《よ》を察《し》れり。

1分で読もう!

寔《まこと》に知《し》る、鏡《かがみ》を懸《か》け珠《たま》を吐《は》きて百《もも》の王相続《きみあいつ》ぎ、剱《つるぎ》を喫《か》み蛇《おろち》を切《き》りて万《よろず》の神蕃息《かみうまわ》りしことを。

第1回	第2回	第3回
分　秒	分　秒	分　秒

ここからスタート

55

「古事記《こじき》」2

是《ここ》に天照大御神《あまてらすおおみかみ》恠《あや》しと以為《おもお》ほし、天《あめ》の石屋《いわや》の戸《と》を細《ほそ》めに開《ひら》きて内《うち》より告《の》りたまはく、「吾《あ》が隠《こも》り坐《いま》すに因《よ》りて、天《あま》の原《はら》自《おの》づ《ず》から闇《くら》く、また葦原中国《あしはらのなかつくに》もみな闇《くら》けむ《ん》と以為《おもう》ふを、何《なに》に由《よ》りて天宇受売《あめのうずめ》は楽《あそび》を為《し》、また八百万《やおよろず》の神《かみ》諸《もろもろ》咲《わらう》ふ」とのりたま《も》ふ《う》。尓《しか》して天宇受売《あめのうずめ》白言《まお》さく、「汝命《いましみこと》に益《ま》して貴《とうと》き神《かみ》坐《いま》す。故《かれ》歓喜《よろこ》び咲《わら》ひ《い》楽《あそ》ぶ」とまを《お》す。

かく言《い》ふ《う》間《あいだ》に、天児屋命《あめのこやねのみこと》、布刀玉命《ふとたまのみこと》、その鏡《かがみ》を指《さ》し出《い》だし、天照大御神《あまてらすおおみかみ》に示《み》せ奉《まつ》る時《とき》に、天照大御神《あまてらすおおみかみ》いよいよ奇《あや》しと思《おもお》ほして、やくやく戸《と》より出《い》でて臨《のぞ》み坐《ま》す時《とき》に、その隠《かく》り立《た》てる手力《たぢから》

1分で読もう!

男神《おのかみ》、その御手《みて》を取《と》り引《ひ》き出《い》だしまつるすなは《わ》ち布刀《ふと》玉命《たまのみこと》、尻《しり》久米縄《くめなわ》を以《も》ちその御後方《みしりえ》に控《ひ》き度《わた》し白《ま》言《お》さく、「此《これ》より内《うち》に還《かえ》り入《い》るを得《え》じ」とまを《お》す。

故《かれ》天照大御神《あまてらすおおみかみ》出《い》で坐《ま》す時《とき》に、高天原《たかまのはら》と葦原中国《あしはらのなかつくに》自《おの》づ《ず》からえ照《て》り明《あ》かりぬ。

第1回	第2回	第3回
分　秒	分　秒	分　秒

あとがき

人生がもっと楽しくなる速音読のすすめ

脳がフル回転する速音読

速音読を実際に試してみて、いかがだったでしょうか？　本書では文学作品を主に紹介しましたが、テキストに使うのは、新聞などでもかまいません。

私はかつて『声に出して読みたい日本語』という音読をすすめる本を出しました。それが大ブームになってシリーズ合計二百六十万部も売れたのですが、そのときに中高年の方や八十代、九十代のご高齢の方から「声に出して読んでいたら頭がはっきりしてきた」というお便りを何百通もいただきました。「私の母は九十代ですが毎日音読をしています。続けるうちにスラスラと読めるようになって、とても元気が出てきました」といった感想もずいぶんありました。

今回の本では、ただの音読ではなくて、速読で音読をしましょうという提唱をしています。文学作品などでも和歌のようにゆっくり声に出して読むほうが味わいがあっていいというものもありますが、脳の回転を速くするためのトレーニングとして考えると、まとまった文章を速いテンポで流れるように読むほうが効果的なのです。

それに速音読は決して文学の味わいを損なうものではありません。速く正確に流れよく読むために、頭は必死に内容をつかもうとします。次はどうなるのだろう、次の文章はどういうイントネーションになるのだろうと、脳がフル回転するのです。卓球にたとえるならば、猛スピードで飛んでくる文字を次々に打ち返していくというイメージです。

文字という球がどんどん飛んで来るという状況の中で正確にスラスラと読んでいくためには、今、口に出して読んでいるところより少し先に視線を送り、話の展開を予想しながら読む必要があります。そうしないとリズムの悪い、イントネーションのおかしな日本語になってしまうからです。先がなんとなく見えているから文章がぶつ切れにならず、正しい日本語のイントネーションで読み続けることができるのです。

たとえば小学校三年生ぐらいに音読をさせると、一文字ずつ字を追っていくために読み方がぎこちなく、すぐにつかえてしまいます。昔の車はよくエンストを起こしてガックンと止まってしまいましたが、それと同じようにガクガクと止まってしまうわけです。

ところが、速音読のトレーニングを積んでいくとそういうことがなくなり、スムーズに文章が読めるようになります。その結果、テキパキと話せるようになりますし、一時間の速音読でも日本語力が驚くほど上達していきます。日常生活の中で普通の人が一時間も音読を続ける機会はなかなかありません。だから、はっきりとした効果測定はできないのですが、私は小学生たちに速音読を教えていて、その前後で子どもたちの能力が飛躍的にアップするのを何度も見ています。


速音読と音読はどう違うのか、ゆっくり読んでも同じなのではないかと疑問に思う方もおられるかもしれません。また、一般に音読はゆっくりやるのがいいように考えがちですが、これは特に根拠はないと思っています。むしろ速く読んだほうが脳の働きは明らかによくなります。

私は小学生を対象に夏目漱石の『坊っちゃん』を六時間で音読破《おんどくは》（速音読で最初から最後まで読み通すこと）するという講座を何回も行ってきました。最初のうち、子どもたちは「おや　ゆずりの　むてっぽう　で」と、文章をたどたどしく区切ってスムーズに読めません。チョロチョロと流れている小川の水がなかなか前に進まないような感じです。そこで私がまずテンポよく「親譲りの無鉄砲で」とメリハリをつけて読み、その後を子どもたちが「親譲りの無鉄砲で」と復唱していくようにします。

それを一時間二時間と続けていくと、三時間ぐらいたったころから私がリードしなくても子どもたちだけでスラスラ音読ができるようになり、さらに進んで最後のほうになると、読むスピードがどんどん上がってくるのです。読み終わった後はみんな大歓声で、「『坊っちゃん』面白いねえ」「赤シャツはずるいよね」というような感想がどんどん出てきます。

速音読というのはただ文字を速く読むだけではありません。声に出すことによって細かなところまで覚えることができるのです。読了後に「赤シャツの下でおべっかを使っているのは誰でしょう？」「坊っちゃんの担当した教科はなんでしょう？」といった質問をすると、「野だいこ！」「数学！」と即座に答えが返ってきます。「坊っちゃんは天ぷら蕎麦《そば》を何杯食べたでしょうか」というような細かな質問をしても「四杯！」とすぐに答えます。これは読んだ内容が深く染《し》み込んでいる証です。

速音読を日本の新しい文化に

皆さんも実感されたと思いますが、速音読を一日でもやると頭がとてもはっきりしてきます。頭がはっきりしているのは脳の動きがよくなっているからです。そういう状態でいると、仕事も日常生活もテンポよく進みます。

頭の回転の速い状態というのは年齢とはあまり関係ないようです。中高年の方でも山登りに慣れている人は十代の人たちよりもリズムよくスムーズに登ることができるはずです。あいうものも慣れです。訓練によって山登りに必要なリズムや体力が身についているのです。

速音読で身につくのは知的な体力です。速音読をやっていくと頭がクリアになった状態が片時も休むことなくずうっと続くのです。そしてリズムに慣れてくると、口が速く回るようになって、頭で意識しなくてもどんどん先に進んで行くという状態になります。

そうなると頭では別のことを考えながら、口と目がハイスピードで動き、読み続けることができるようになります。たとえば私は教えながら速音読をしていますから、頭では次にどういう指示を与えようかなと常に考えていて、同時に口と目でテキストを読んでいるという状態です。

さらに厳密にいえば、目は口から出ている言葉を同時に見ているのではなく、その少し先にある文を読んでいるわけですから、目と口と頭の動きはそれぞれ違うことになります。目は先を読んでいるのに、口からは目で追った言葉が少し遅れて出てくる。そして頭の中ではこの物語をイメージしている。そういう三重構造になっているわけです。

普通、三つぐらいのことを一度に考えるとか、三つの作業を一度にやろうとしたら、頭はパニック状態になって思考を停止してしまいます。ところが、速音読ではそれを自然にやっています。これが速音読の良さです。できるだけ速く音読することは誰にでも簡単にできます。しかし実際は「頭で考え、目で見て、口で話し、耳で聞く」という複雑なことを高速で処理しているのです。単純でありながら複雑なことをやっている。そこが脳のトレーニングとして非常にすぐれているところです。

私が行っている速音読のトレーニングには七十代、八十代の方もたくさん参加されています。すでに何万人という人たちが速音読を体験して、非常に好評を博しています。速く読めるようになると「ゆっくり読むより速いほうが気持ちいい」と、多くの方がおっしゃいます。スポーツみたいだといわれる方もたくさんいます。速くすらすら読むということには、まさにスポーツで抱くような爽快感があるのです。そこには「あっ、こんなに速いペースで読めるんだ」という喜びがあります。

皆さんも、速音読を自ら体験することによって、その面白さ、その価値がわかったのではないでしょうか。

脳トレの第一人者でもある東北大学の川島隆太先生に伺ったところ、音読は認知症の治療法として非常に効果的だということです。非常にいいどころか、認知症患者にとっては「劇薬」とさえいわれるほどよく効くそうです。そして、同じ音読でも速く読むことで頭の回転速度が上がり、毎日行うことによって脳がつくり替えられるというのです。

実際に川島先生が行っておられるトレーニングをすると、脳のアクティビティ（行動量）が高まり、記憶力が二割ほど増した状態になるそうです。「速音読」という領域を日本に確立したいと考え、私がその実践をはじめてから十数年になりますが、川島先生のお話を伺ってようやく科学的な裏づけができたように思い、大変心強く感じました。

みんなが速く正確に文字を読むことができるようになれば、日本人はさらに進歩し、発展していくのではないかと私は思っています。その意味では、速音読はこれから日本の新しい文化になりうるのではないかと期待しています。本書がそのための最初のテキストとなれば、著者としてこれ以上の喜びはありません。

速音読は何より継続して行うことが大切です。毎朝一分でできる脳トレ習慣をぜひ身につけていかれることを願っています。

平成二十九年一月

齋藤 孝

主要参考・引用文献

坊っちゃん　夏目漱石……『坊っちゃん』（岩波書店）

学問のすすめ　福沢諭吉……『福澤諭吉著作集　第3巻　学問のすゝめ』（慶應義塾大学出版会）

鼻　芥川龍之介……『ポケット日本文学館⑥　トロッコ・鼻』（講談社）

銀河鉄道の夜　宮沢賢治……『新編 銀河鉄道の夜』（新潮社）

走れメロス　太宰 治……『走れメロス』（新潮社）

ツァラトゥストラ　ニーチェ……『ツァラトゥストラⅠ』　手塚富雄／訳（中央公論新社）
『ツァラトゥストラⅡ』　手塚富雄／訳（中央公論新社）

罪と罰　ドストエフスキー……『罪と罰　下』　米川正夫／訳（角川書店）

草枕　夏目漱石……『草枕』（岩波書店）

般若心経　『般若心経』池田魯参（講談社）『般若心経入門』松原泰道（祥伝社）

夜明け前　島崎藤村……『夜明け前　第一部（上）』（新潮社）

ファウスト　ゲーテ……『ファウスト　第一部』　森林太郎（鷗外）／訳（岩波書店）

カラマーゾフの兄弟　ドストエフスキー……『カラマーゾフの兄弟（四）』　米川正夫／訳（岩波書店）

人間失格　太宰 治……『人間失格』（新潮社）

羅生門　芥川龍之介……『ポケット日本文学館⑥　トロッコ・鼻』（講談社）

それから　夏目漱石……『それから』（岩波書店）

よだかの星　宮沢賢治……『宮沢賢治全集5』（筑摩書房）

風と光と二十の私と　坂口安吾……『風と光と二十の私と・いずこへ』（岩波書店）

駆込み訴え　太宰 治……『走れメロス』（新潮社）

ロミオとヂュリエット　シェイクスピア……『シェークスピヤ全集』　坪内逍遙／訳（新樹社）

山月記　中島 敦……『李陵・山月記・弟子・名人伝』（角川書店）

永訣の朝　宮沢賢治……『宮沢賢治全集1』（筑摩書房）

告別　宮沢賢治……『宮沢賢治全集1』（筑摩書房）
檸檬　梶井基次郎……『檸檬』（新潮社）
こころ　夏目漱石……『こころ』（岩波書店）
ハムレット　シェイクスピア……『ハムレット』　福田恆存／訳（新潮社）
名人伝　中島 敦……『李陵・山月記・弟子・名人伝』（角川書店）
福翁自伝　福沢諭吉……『新訂　福翁自伝』（岩波書店）
平家物語　……………『平家物語（一）（三）（四）』（岩波書店）
氷川清話　勝 海舟……『氷川清話』　勝部真長／編（角川書店）
五重塔　幸田露伴……『五重塔』（岩波書店）
舞姫　森 鷗外……『阿部一族・舞姫』（新潮社）
徒然草　兼好……『新訂　徒然草』（岩波書店）
源氏物語　紫式部……『源氏物語　現代語訳付き（第一巻）』（角川書店）
枕草子　清少納言……『枕草子』（岩波書店）
たけくらべ　樋口一葉……『にごりえ・たけくらべ』（岩波書店）
古事記　……………『新版　古事記　現代語訳付き』中村啓信／訳注（角川書店）
『声に出して読みたい古事記』　齋藤 孝（草思社）

＊音読しやすいよう、改行を加えた箇所、字下げをした箇所、旧仮名遣いを現代仮名遣いに改めた箇所、漢字を新字体に改めた箇所があります。
＊漢字の読み仮名は、原典のままを現代仮名遣いに改めました。原典に読み仮名の付いていない漢字と繰り返し記号には、前後の文脈から判断し、ふさわしいと考えられる読み仮名を付けました。
＊作品によっては、差別的表現や語句が使用されている箇所がありますが、原作の独自性や文化性を考慮し、原文のまま収録しました。

著者略歴

齋藤 孝（さいとう・たかし）

昭和35年静岡県生まれ。東京大学法学部卒業。同大学教育学研究科博士課程を経て、現在明治大学文学部教授。専門は教育学、身体論、コミュニケーション技法。著書に『子どもと声に出して読みたい「実語教」』『親子で読もう「実語教」』『子どもと声に出して読みたい「童子教」』『子どもの人間力を高める「三字経」』『国語の力がグングン伸びる１分間速音読ドリル①・②』、『齋藤孝のこくご教科書 小学１年生』など多数。川島隆太氏との共著に『致知ブックレット 素読のすすめ』（いずれも致知出版社）がある。

楽しみながら１分で
脳を鍛える 速音読《そくおんどく》

平成二十九年一月二十五日第一刷発行
令和六年十月二十五日第八刷発行

著者 齋藤 孝
発行者 藤尾秀昭
発行所 致知出版社
〒150-0001東京都渋谷区神宮前四の二十四の九
TEL（〇三）三七九六―二一一一
印刷・製本 中央精版印刷
落丁・乱丁はお取替え致します。 （検印廃止）

ISBN978-4-8009-1134-6 C0095
ホームページ https://www.chichi.co.jp
Eメール books@chichi.co.jp

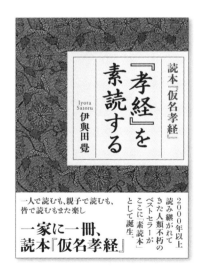

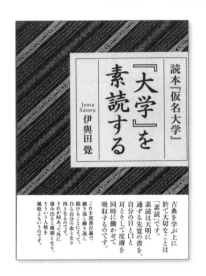

「速音読」はここから生まれた!

致知ブックレット

「素読のすすめ」

◉

川島隆太・齋藤孝 共著

◉

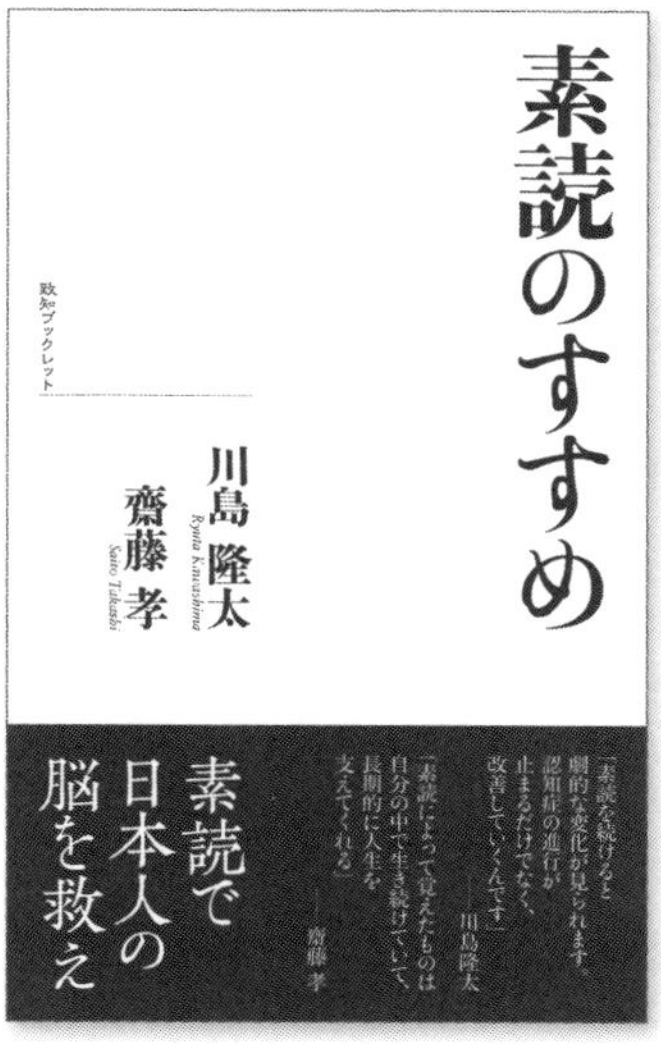

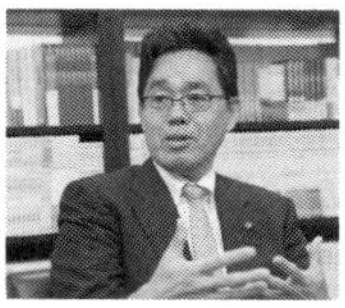

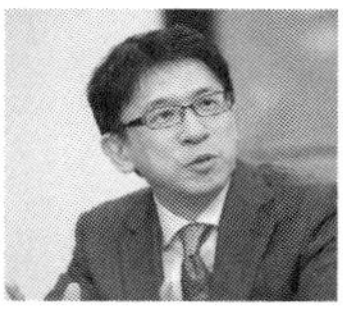

スマホ利用と学力低下の恐ろしい関係、SNSで脳の学習記憶が消える?

国民に警鐘を鳴らし、素読の必要性を訴える必読の書

※小冊子のようなコンパクトサイズです。(全41頁)

◉新書版　　◉定価=660円(税込)

致知出版社オンラインショップでご購入いただけます。 致知オンライン で 検索

お問い合わせ先　03-3796-2118(書籍管理部)